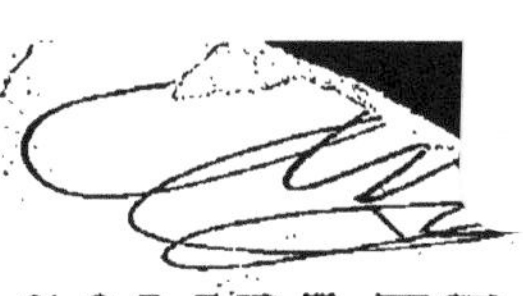

TRAITÉ COMPLET
DES
EAUX D'AX

PAR

LE Dr DRESCH

Président de la Société Ariégeoise des sciences, lettres et arts ; Membre correspondant de la Société balnéologique d'Odessa, de la Société d'Hydrologie médicale de Paris, de la Société de médecine, chirurgie et pharmacie de Toulouse ; Secrétaire général du *Bulletin Médical* des Stations Pyrénéennes ; Médecin consultant aux eaux d'Ax.

NOUVELLE ÉDITION
revue et augmentée
ACCOMPAGNÉE DE GRAVURES

Prix : 1 fr. 50

PARIS
J.-B. BAILLIÈRE et Fils
LIBRAIRES-ÉDITEURS
19, rue Hautefeuille, 19.

FOIX
GADRAT AINÉ
LIBRAIRE-ÉDITEUR
22, rue de la Bistour, 22.

1897

AX THERMAL

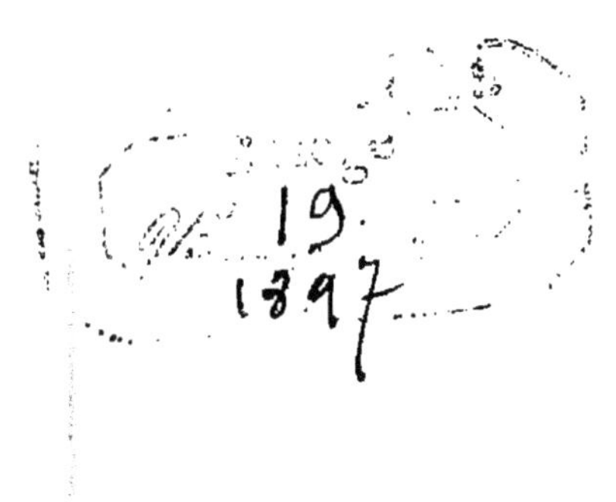

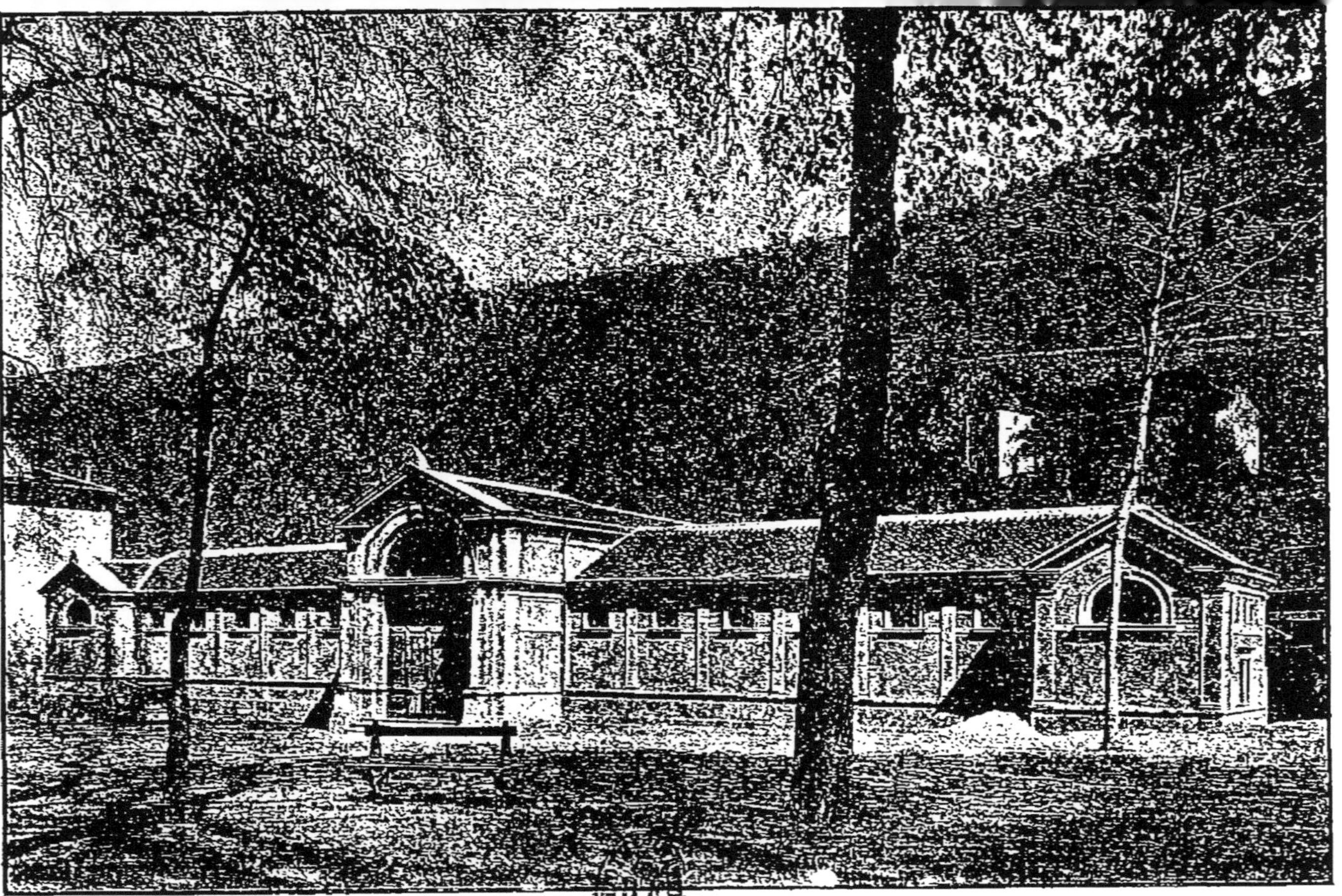

PHOTOGRAPHIE GADRAT.

VUE DU COULOUBRET

TRAITÉ COMPLET

DES

EAUX D'AX

PAR

LE Dr DRESCH

Président de la Société Ariégeoise des sciences, lettres et arts ; Membre correspondant de la Société balnéologique d'Odessa, de la Société d'Hydrologie médicale de Paris, de la Société de médecine, chirurgie et pharmacie de Toulouse ; Secrétaire général du *Bulletin Médical* des Stations Pyrénéennes ; Médecin consultant aux eaux d'Ax.

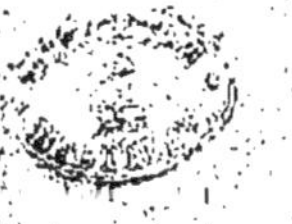

NOUVELLE ÉDITION

revue et augmentée

ACCOMPAGNÉE DE GRAVURES

PARIS
J.-B. BAILLIÈRE et Fils
LIBRAIRES-ÉDITEURS
19, rue Hautefeuille, 19.

FOIX
GADRAT AINÉ
LIBRAIRE-ÉDITEUR
22, rue de la Bistour, 22.

1897

Ce petit livre est simplement la réimpression des articles publiés dans notre journal *Ax-Thermal*. On s'expliquera ainsi pourquoi le lecteur trouvera quelques redites, quelques longueurs, quelques digressions, dans un travail écrit par tranches hebdomadaires, pendant quatre saisons, suivant les besoins de la copie, suivant les impressions du moment.

Comme on pourrait trouver que nous jugeons notre station avec une bienveillance, un optimisme un peu excessif, nous nous abritons derrière quelques citations d'auteurs dont on ne récusera ni la compétence, ni l'autorité. Nous aurions pu multiplier beaucoup plus ces extraits ; mais nous pensons que tels quels, ils sont suffisants.

On nous reprochera de ne pas avoir assez spécialisé l'action des Eaux d'Ax. Nous déclarons, que possédant des sources, non seulement variées mais tout à fait différentes, le cadre d'applications est tellement considérable que toute spécialisation est impossible. Notre outillage même le démontre.

Ax est une petite ville de France située au pays de Foix, sur l'Ariège ; elle est renommée par ses eaux minérales qui guérissent les écrouelles.

BUCHOZ,
Médecin ordinaire de Sa Majesté le roi de Pologne (1772)

Vous avez à la fois, dans votre heureux terrain, les eaux de Barège, de Luchon, de St-Sauveur ; vous êtes en vérité les privilégiés de la nature. On ne trouve nulle part une telle quantité et une telle variété d'eau minérale.

BOIN,
Inspecteur général des eaux minérales.
Lettre à Gaspard Astrié (1825).

Ax, par sa position, par son aspect et par la nature de ses eaux, est le Luchon de cette partie des Pyrénées, avec une nature moins grandiose et moins pittoresque, mais avec infiniment plus d'eau.

DONNÉ,
Inspecteur général des eaux minérales,
Recteur de Montpellier.

Envoyez-nous les malades accablés de rhumatismes, couverts de dartres, enganachés de tumeurs scrofuleuses, les lymphatiques à chairs molles et bouffies, à fibres peu irritables, les paralysies partielles, par cause métastatique, les pâles couleurs par suppression de règles, etc., ils vous rapporteront de bonnes nouvelles de nos sources.

GASPARD ASTRIÉ.
(Lettre à Guéneau de Mussy).

Les praticiens d'Ax ont un très grand avantage sur la plupart de leurs collègues des autres stations thermales, celui de pouvoir choisir sur un très grand nombre de sources de température et de composition chimique très variées.

ROTUREAU.

Une tradition grandie à l'ombre des siècles et qui a ses racines dans le moyen âge, une tradition nouvelle, riche de plus de trente mille observations, témoignent que depuis six cents ans, les eaux d'Ax n'ont pas changé de caractère, n'ont pas changé de vertus.

ALIBERT.

Ax peut remplacer très bien Barèges, Bonnes et Cauterêts ; Luchon lui est supérieur par beaucoup de points. Il y a à Luchon plus de plaisirs, un plus bel établissement, de plus belles montagnes, des eaux plus sulfureuses, mais Ax possède des sources que leur abondance, leur variété, leur haute thermalité, rendent incomparables ; on les prend à toute heure, sans contrainte, et les baigneurs ne sont pas soumis, pendant leur séjour, aux devoirs périodiques de la vie du soldat.

ALIBERT.

Le médecin connaissant toute la gamme thermo minérale de la station peut, à son gré, instituer une médication tantôt tonique ou excitante, tantôt calmante ou sédative, tantôt altérante ou dépurative, localisant même à volonté l'action de l'eau minérale sur un organe spécial ou sur un groupe d'organes.

V. AUPHAN.

Les eaux d'Ax, sont des plus remarquables dans la région Pyrénéenne. Celles de Luchon peuvent seules rivaliser avec elles pour la multiplicité et la variété des sources.

DURAND FARDEL.

Trois maladies diathésiques et leurs déterminations morbides si multiples, le rhumatisme, les dartres, la scrofule, forment le contingent des maladies auxquelles s'adressent les eaux d'Ax. Les succès sont nombreux, bien avérés.

L. DESNOS,
Médecin de l'Hôpital de la Charité.

Cette visite à la station d'Ax, que tout le monde regretta de n'avoir pu prolonger, a laissé dans l'esprit des congressistes l'impression des ressources immenses qu'offre le rapprochement de ces sources nombreuses, d'une abondance extraordinaire, si variées de température et de caractère, d'établissements munis de toutes les installations désirables, et aussi de certaines circonstances telles que le refroidissement des eaux sulfureuses par un mode de serpentinage qui mérite de servir de modèle, partout au moins où les localités pourraient s'y prêter.

Congrès international d'hydrologie de Biarritz, 1886.
Compte rendu de la session.

Ax (Ariège). — Bains, douches, buvettes, pulvérisation (très remarquable), humage (bien compris).

NaS, avec quantité importante d'HS. — Gamme d'activité, la plus remarquable des Pyrénées. — Rhumatisme simple et Rhumatisme goutteux. — Scrofule. Syphilis. Eczéma. — Voies respiratoires.

GARRIGOU.

(Sommaire d'une conférence faite à l'Hôpital da la Pitié dans le service de M. Albert Robin). Juin 1894.

APERÇU GÉNÉRAL

La station d'Ax, une des plus anciennes de France, est fort agréablement située sur trois rivières, dont deux, la Lauze et l'Oriège se jettent successivement en aval de la ville dans la troisième qui est l'Ariège.

Les sources thermales n'existent que dans la vallée de la Lauze et dans celle de l'Oriège. Elles forment trois groupes, celui de la rive droite de la Lauze, celui de la rive gauche de l'Oriège, enfin le groupe central entre les deux rivières, en plein centre de la station.

Le premier alimente le plus ancien établissement de la station, le *Couloubret*, le deuxième apporte exclusivement ses eaux au *Teich*, qui constitue par rang d'ancienneté, le second. Enfin le groupe central de sources dessert les deux plus jeunes établissements, le *Breilh* et le *Modèle*.

Nous allons successivement décrire ces quatre établissements étudiant les sources, l'outillage et les indications thérapeutiques, avec tous les développements que comporte chacun d'eux. Nous verrons que, loin de faire double emploi, tous ces établissements de bains, divisés eux-mêmes en plusieurs sections, alimentées par des sources diverses, se trouvent très heureusement réunis dans le même endroit pour constituer un tout bien complet et permettre de poursuivre des cures excessivement variées, que l'on peut pousser avec toute la douceur ou toute l'énergie convenant à chaque cas particulier. C'est cette série ascendante d'eaux plus ou moins thermales, plus ou moins minéralisées et même d'une minéralisation tout à fait différente, qui constitue ce que l'on est convenu d'appeler la *gamme* thermo-minérale des Eaux d'Ax, que l'on ne saurait retrouver nulle autre part avec autant de richesse, d'abondance et de variété.

C'est ce qu'on ne saurait trop répéter toutes les fois qu'il est question de notre station. On sait que nous avons des eaux douées d'une activité merveilleuse mais on ignore généralement que nous en utilisons d'autres qui arrivent à nous complètement désulfurées, présentant par suite des indications thérapeutiques différentes. En outre nous avons à notre disposition d'autres sources thermales qui n'ayant jamais été sulfureuses, nous permettent de retenir les malades qu'on envoie habituellement aux Eaux thermales dites indéterminées ou faiblement minéralisées. D'après ce simple aperçu, on comprend déjà que le cadre d'application des Eaux d'Ax doit être très considérable.

Sans plus insister, nous allons passer à l'étude du *Couloubret*.

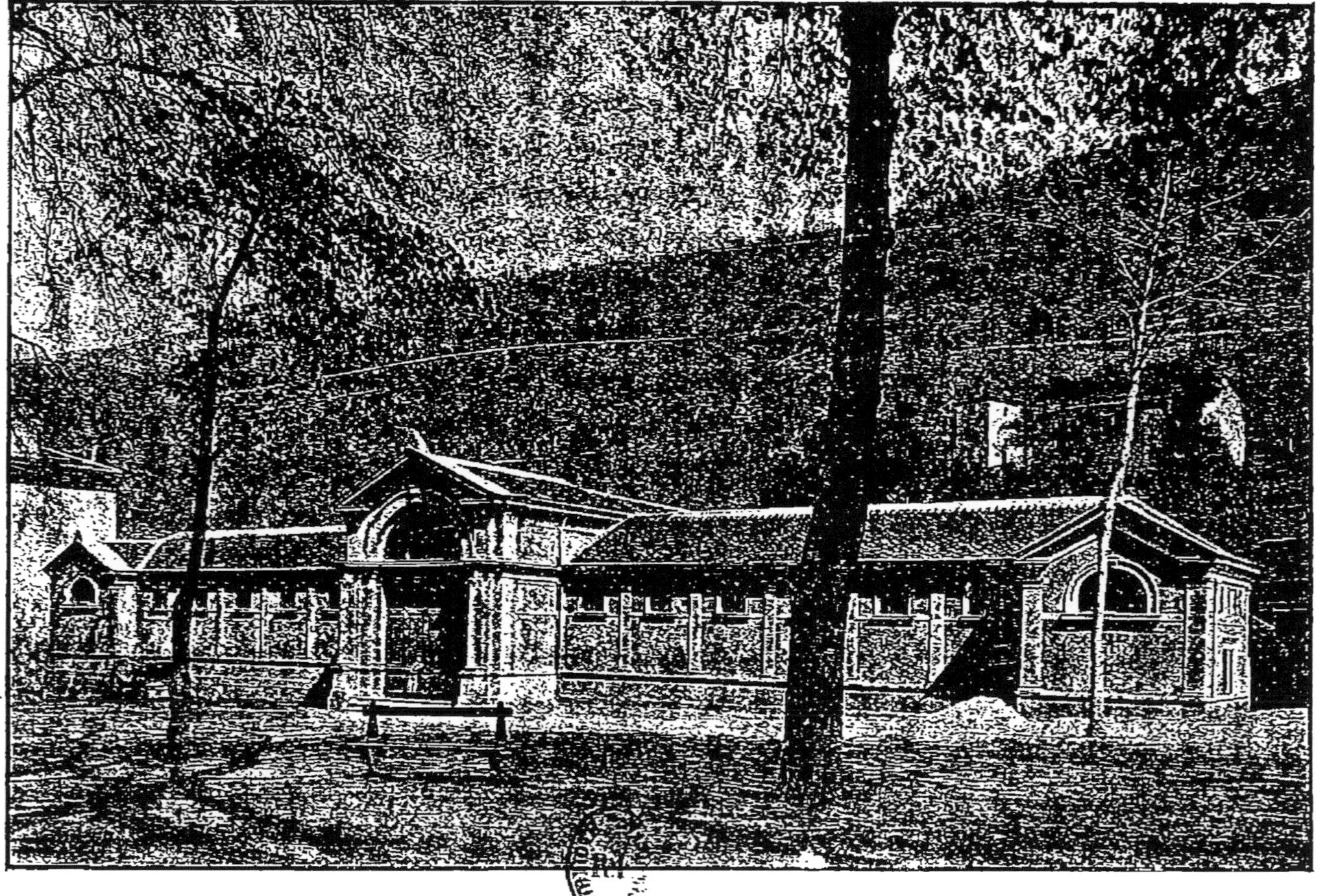

PHOTOGRAPHIE GADRAT.

VUE DU COULOUBRET

LE COULOUBRET

HISTORIQUE

L'établissement du Couloubret, construit sur les alluvions de la rive droite de la rivière d'Ascou, est le plus ancien de la station. C'est au Couloubret que les premières observations cliniques ont été recueillies ; c'est avec les cures qui s'y sont opérées que la confiance dans les eaux d'Ax s'est répandue. On savait de tous temps que les eaux d'Ax avaient été utilisées pour les malades dès les premiers siècles de l'ère chrétienne. Il est désormais acquis que l'on s'est baigné au Couloubret dans les temps préhistoriques. Lors des travaux préparatoires de la réédification du Couloubret, en 1867, des restes de captage composés de pilotis, de tuyaux de bois, de maçonnerie très grossière, furent mis à découvert. Ce captage, d'ailleurs très ingénieux, dirigeait l'eau chaude vers les réservoirs de l'ancien Couloubret, mais à une profondeur plus considérable. Car depuis ces travaux primitifs, s'est produit un exhaussement considérable de la couche d'alluvions qui recouvre le terrain primitif. Le professeur Garrigou qui a, le premier, fait connaître cette découverte, n'hésite pas à faire remonter cette conduite artificielle des eaux chaudes à l'époque préhistorique. Il se base surtout sur l'étude géologique du sol. Pour l'éminent hydrologue, ce dépôt de plusieurs mètres, constitué par des blocs de granit, des cailloux roulés, de l'argile, atteste une origine diluvienne ou glacière. Au milieu de ce magma, on trouve des troncs d'arbres, principalement de pins et une quantité de débris végétaux, parfaitement reconnaissables, parmi lesquels des noisettes.

A la suite des importantes modifications apportées à la constitution des couches surperficielles du sol, les sources du Couloubret furent perdues pendant de nombreux siècles. Jusqu'au siècle dernier, les seules sources sanitaires d'Ax, furent justement celles qui, aujourd'hui, sont tombées au simple rang de sources économiques et industrielles. Vers 1750, les sources du Couloubret furent de nouveau mises à jour. Leur découverte fut bientôt suivie d'une utilisation quelque peu primitive. Leur températeure moyenne les rendait favorables à la balnéation. On se contenta d'établir quelques baraques en planches et les malades, à peu près à l'abri, se baignèrent, dans les naissants d'eaux thermales, simplement mis à découvert.

Les cures durent être bien retentissantes, car, quelques années plus tard, le célèbre médecin Venel (1) prit la peine de venir à Ax se rendre compte et n'hésita pas à déclarer que ces eaux seraient un jour aussi fréquentées que celles de Barèges. Pour se faire une idée bien nette de cette opinion flatteuse, il faut se rappeler que Barèges était alors dans sa période la plus florissante, que Louis XV venait d'y établir un hôpital militaire, qu'on y accourait de tous les points de la France, — et qu'à Ax tout faisait défaut, à commencer par les moyens de communication. Ce n'est qu'un quart de siècle après la venue de Venel qu'on se décida à créer vraiment un établissement de bains. Il faut dire aussi que les États du pays de Foix avaient fait construire une route. Pilhes, alors intendant des eaux, conçut et dirigea les travaux. Mais les ressources étaient inférieures aux besoins des baigneurs, car il fallut ajouter des annexes successives, capter de nouvelles sources, mélanger les eaux suivant leurs qualités et leurs températures. On obtint ainsi des bains doux et des bains forts. La section des bains Montmorency exista dès cette époque. Il reste même encore une piscine de ce temps-là ; il est vrai qu'elle ne sert plus qu'au lavage du linge, alimentée qu'elle est

(1) Venel, professeur à la Faculté de Médecine de Montpellier, fut comme un intendant général des Eaux minérales de France. Il fut avec Bazin chargé de faire l'analyse de toutes les Eaux médicinales du royaume. C'est à lui qu'on doit la première fabrication des eaux gazeuses artificielles.

par l'eau hypothermale de la Basse, source sulfureuse complètement dégénérée. En définitive, les bâtisses du Couloubret primitif existaient encore à peu près telles quelles en 1867. Des réparations partielles, des ravaudages, avaient, pour ainsi dire, perpétué le monument bien rudimentaire de Pilhes. Cependant, en 1844, des fouilles ayant été pratiquées à proximité du bain fort, situé derrière le principal édifice, une nouvelle source sulfureuse forte fut mise à jour, ce qui permit d'alimenter six nouvelles baignoires, logées dans quatre cabinets de bains adossés au vénérable édicule qui abritait les quatre baignoires du *Bain Fort ancien.*

En 1867, l'établissement du Couloubret, toujours très fréquenté, ne tenait plus debout. Tout était à refaire, y compris le captage des sources. Son état de vétusté lamentable, mal masqué par un odieux badigeon, reste un des souvenirs les plus vivaces de ma jeunesse. Les travaux d'édification, rendus très coûteux par la nécessité où l'on était de maîtriser les sources et de les réunir sous un même toit, durèrent jusqu'en 1872. Le résultat fut le Couloubret tel que nous le voyons aujourd'hui. Si l'on ne s'est pas mis en grands frais pour la façade, assez maussade et peu décorative, il faut reconnaître que rien n'a été négligé dans l'intérêt du baigneur, ce qui est bien autrement important.

Pour rapprocher le plus possible les baignoires des naissants d'eaux minérales, le sol du Couloubret, assis sur une énorme cuvette de béton qui complète et assure un captage définitif, se trouve en contre-bas de la promenade. On descend une douzaine de marches pour accéder dans le hall aussi spacieux que bien éclairé, qui sert à la fois de salle d'attente, de promenoir et de cabinet de lecture. Il présente l'immense avantage de ménager une atmosphère de transition entre l'air des cabines et l'air extérieur. La température de cette galerie couverte présente, on le conçoit, une fixité remarquable. C'est presque déjà une salle d'inhalation. En forme de T renversé (⊥), elle rappelle les passages des grandes villes, moins les courants d'air ; les cabinets de bains tiennent lieu de magasins. A l'extrémité de la galerie latérale droite, les buvettes de l'établissement ont été groupées ; en face se trouve une petite salle de gargarisme.

GÉNÉRALITÉS SUR LES SOURCES DU COULOUBRET

On sait que les eaux d'Ax, en plus de leurs vertus propres, se font encore remarquer par leur débit vraiment énorme, par leur variété et leur thermalité. En outre, les établissements ont été créés au-dessus même des naissants d'eau minérale, et leur abondance est telle que la lymphe thermale arrive dans les baignoires à l'état de pureté absolue, sans passer plus ou moins de temps dans des réservoirs. De plus, on ne vous sert que l'eau minérale sans mélange d'eau de torrent. Au Couloubret, ces divers mérites sont portés à leur maximum, car ses sources présentent le grand avantage d'être aux températures les plus favorables pour la balnéothérapie. Ici, le serpentinage est réduit à sa plus simple expression. Deux robinets alimentent chaque baignoire. A l'un d'eux, l'eau arrive directement du captage en passant dans un petit réservoir exactement clos. C'est l'eau chaude, dans toute sa pureté. A l'autre, elle arrive après un trajet un peu plus long, amenée par un tuyau immergé dans un courant d'eau froide qui circule autour de l'établissement. Deux sources qui ont une température un peu trop basse (26° et 30°), ont leur thermalité relevée par un système inverse. Leurs tuyaux d'adduction passent dans un réservoir d'eau hyperthermale. Ces eaux sont empruntées au groupe central du Breilh et sont amenées par une canalisation de 250 mètres. Leur température au Couloubret atteint encore le chiffre respectable de 58°. Ainsi, au Couloubret, les eaux hyperthermales sont refroidies par un serpentinage des plus simples, mais le fait le plus curieux consiste dans le réchauffement de l'eau minérale mésothermale par le contact médiat d'une eau plus sulfureuse et plus chaude. Ce double procédé d'accommodation des températures à l'usage des bains est peut-être un fait unique dans l'hydrologie. En définitive, aucun contact étranger ne vient altérer l'eau naturelle et l'on obtient la thermalité exacte qui convient à chaque malade, toujours la même tous les jours, pour chaque baigneur, suivant les indications et suivant les susceptibilités particulières dont le praticien doit toujours tenir compte.

Quatorze sources thermo minérales alimentent l'établissement du Couloubret. Trois proviennent du groupe central dites sources du Breilh et nous avons dit plus haut leur usage. Les onze autres nous offrent des caractères physiques, chimiques et thérapeutiques qui les différencient déjà entr'-elles et encore plus des autres groupes. L'étude de leurs gisements est très difficile et il serait très imprudent de faire les recherches nécessaires à cet effet. Elles risqueraient de dénaturer le génie bienfaisant de ces lymphes minérales, diversement combinées, et qui sont si précieuses C'est à la nature même des alluvions de la rive droite de la Lauze et plus encore à leurs imbibitions par des sources minérales autres que les sulfureuses qu'il faut attribuer les caractères spéciaux des eaux du Couloubret qui peuvent se résumer en quelques mots : thermalité moindre, sulfuration plus faible, matière organique plus abondante, blanchissement naturel.

Les eaux sulfureuses du Couloubret proviennent évidemment de l'assise fondamentale granitique comme celle des deux autres groupes de la station et sont ascendantes à leur émergence du granit. Mais ici, dans les couches alluviales qu'elles ont à traverser, elles rencontrent des filons d'eaux d'une thermalité et d'une minéralisation différentes. Ces filons nullement ascendants suivaient simplement la pente de la vallée quand ils se sont mélangés avec les sources sulfureuses d'une thermalité beaucoup plus élevée. Il en est résulté ces eaux spéciales du Couloubret dont nous allons étudier tout à l'heure les vertus particulières,qui multiplient dans de grandes proportions les indications des eaux d'Ax et leurs applications thérapeutiques. Sans la rencontre de ces filons hétérogènes, il est évident que les eaux sulfureuses se seraient comportées ici comme elles se comportent dans le groupe central et surtout au Teich, c'est-à-dire, auraient transformé les alluvions traversées en une couche solide, compacte et absolument étanche qui eut rendu impossible à jamais une adultération quelconque. Le fait s'est produit par places au Couloubret même, car on y retrouve aussi ce qu'on appelle le terrain de tapp. Mais au Couloubret c'est un accident, alors que c'est, pour ainsi dire, la règle ailleurs. C'est au terrain de tapp que nous devons d'avoir aussi au Couloubret des eaux sulfureuses fortes, atténuées cependant suivant le *modus vivendi* qui est la règle,ou si vous voulez l'accident de la plupart des sources du Couloubret. Heureuse règle ou heureux accident, comme vous voudrez, car nous lui devons les combinaisons si heureuses et si utiles qui donnent *Montmorency, Pilhes, Gourguette, Canalette* etc. Nous reviendrons sur ce sujet quand nous étudierons comparativement les sources du Breilh et du Teich dans leurs cheminements à travers les alluvions des rives gauches de la Lauze et de l'Oriège.

Si onze sources servent à l'alimentation du Couloubret, on a constitué seulement six sections de bains. Certains filons peu abondants et peu différents ont été réunis ensemble. Nous abordons immédiatement l'étude de chaque série de bains.

BAIN MONTMORENCY

C'est un des plus anciens noms de la station. Il fut donné parce qu'au siècle dernier, un des membres de l'illustre famille des Montmorency, obtint auprès de cette source la guérison de ses infirmités. La tradition rapporte même que ce baigneur de marque se montra à son départ grand et généreux. Ce que ce bain présente de tout particulier, c'est que l'eau qui l'alimente n'est nullement sulfureuse. Elle est simplement alcaline, sulfatée et ferrugineuse. Elle répond à des indications tout à fait spéciales, je dirai même opposées à celles qui font diriger d'habitude les malades vers notre station. A notre époque, on a singulièrement réduit les indications des Eaux sulfureuses ; on a, par contre, exagéré le danger qu'elles peuvent offrir grâce à leur activité même. Notre expérience nous permet d'affirmer que les nerveux, les névropathes supportent beaucoup mieux qu'on ne le suppose généralement, les bains les plus sulfureux. Seulement, il y a un tour de main qu'il faut connaître ; il s'agit de faire ce que j'appellerai l'éducation thermale des malades. Il faut tâter une susceptibilité que l'on doit soupçonner toujours, mais qu'il est d'ailleurs impossible de mesurer à l'avance.

Le bain *Montmorency* permet de commencer pour eux un traitement qui pourra être poursuivi avec plus d'avantage pour le fond diathésique et la localisation morbide, dans les autres sections du même établissement. Franchement sédatif, le *Montmorency* présente l'avantage de ne pas affaiblir le baigneur, même pris deux fois dans les 24 heures. Les affections douloureuses de l'utérus, avec leur cortège presque inévitable de symptômes périphériques et réflexes, retirent un grand profit de son emploi exclusif ou combiné à des douches ou à d'autres bains.

Il peut se donner prolongé avec une température constante, et, joint aux pratiques hydrothérapiques sagement conduites, apporter aux hystériques le même soulagement que celui obtenu avec les Eaux minérales où la thermalité joue un plus grand rôle que la minéralisation. Il rend de grands services dans la chorée, maladie aussi souvent nerveuse que rhumatismale, et peut-être même infectieuse, c'est-à-dire microbienne(1). Il nous a permis de faire profiter les jeunes malades de l'action plus profonde et vraiment antidiathésique du traitement sulfureux, en alternant des bains forts et des douches appropriées avec le

(1) Voir notre travail sur la chorée et son traitement.

bain *Montmorency*. La température peut en être graduée à volonté, suivant les indications et les susceptibilités individuelles. Elle doit être constante pendant toute la durée du bain et, autant que possible, la même tous les jours, pour chaque malade.

Le bain *Montmorency* est alimenté par une des sources dont la température de 26° est remontée à volonté par l'ingénieux procédé que nous avons déjà indiqué. Cette source suffit à sept baignoires. Son débit est bien suffisant. Il n'est pas moindre de 21 000 litres par 24 heures (Garrigou).

BAIN DE LA GOURGUETTE

Après le bain *Montmorency*, il est tout naturel de dire un mot du bain de la *Gourguette* qui a conservé son nom primitif de terroir. Réunie à la source *Lafont-Gouzy*, ainsi nommée d'un médecin de Toulouse qui fréquenta la station vers 1836 et lui consacra une brochure, l'eau de la *Gourguette* nous offre la note la plus légère, la plus douce du traitement sulfureux. Les nerveux, les congestifs, les cardiopathes, même les artérioscléreux, à la condition qu'ils supportent le simple séjour dans l'eau — peuvent s'y baigner sans crainte, pourvu qu'une thermalité intempestive ne vienne modifier le génie naturel de ce bienfaisant griffon. C'est ici que les herpétiques nerveux doivent faire leur première station, de même que les algies rhumatismales et les maladies des organes du petit bassin, encore à un degré un peu vif d'acuité. La douce *Gourguette*, sert le plus souvent d'antichambre à la section plus importante du bain *Pilhes*, celle qui donne au Couloubret sa note la mieux caractérisée. Le débit de la Gourguette est de 14 400 litres (Auphan). Sa température est de 36°.

BAIN PILHES

Trois éléments contribuent à faire de la section *Pilhes* alimentée par la source de ce nom et sa voisine dite de *Gaston Phœbus*, un des bains les plus remarquables de la station : sa sulfuration, son alcalinité, les principes barégineux. Si la station d'Ax ne devait conserver pieusement le nom d'un enfant du pays qui a tant fait pour la station, qui, avec les moyens rudimentaires offerts par la chimie de l'époque, est parvenu à établir, tout au moins, les sulfurations relatives des sources utilisées au XVIIIe siècle, certes l'appellation de Petit Saint-Sauveur aurait été de mise, ainsi que Cauterets n'a pas manqué de le faire pour un de ses établissements. En effet, les mêmes maladies traitées à Saint-Sauveur, sont également soignées avec succès à l'établissement du Couloubret en général, et au bain *Pilhes* en particulier.

C'est la section par excellence des maladies des femmes et de leur cortège symptomatologique, beaucoup plus varié que le traitement. Métrites chroniques simplement congestives ou érythémateuses, granulations et ulcérations du col, l'herpétisme utérin de Guéneau de Mussy, les endométrites, les salpingites et salpingo-ovarites quelques fois si rebelles, qu'elles donnent lieu aux interventions chirurgicales les plus graves, les congestions et les névralgies de l'ovaire, toutes ces modalités diverses, toutes ces affections, sont susceptible d'être amendées, et même guéries par l'usage du bain Pilhes. Hâtons-nous d'ajouter que nous n'utilisons à Ax que les seules ressources fournies par la nature et que nous n'appelons pas à notre aide les puissants procédés de la chirurgie gynécologique. Nous estimons qu'on ne nous adresse pas les malades pour leur faire subir des opérations. Comme les eaux de Saint-Sauveur et d'Ussat, nos eaux peuvent admirablement préparer l'organisme et l'organe blessé à supporter plus tard le choc opératoire. Très souvent même, grâce à l'amélioration survenue, l'opération devient d'une moins impérieuse nécessité. Il faut en outre confesser que bien des fois, l'opération la mieux conduite, si elle a rémédié à la localisation morbide, n'a pas apporté un changement bien appréciable dans la santé générale. C'est alors que l'emploi judicieux des eaux minérales, vient compléter ce que n'avait pu faire la main habile du chirurgien. Le succès opératoire est un, le rétablissement de la santé délabrée est autre chose. Le bistouri enlève le produit morbide, la médecine et la médecine thermale principalement, s'adresse à la cause même du mal, au tempérament, à la diathèse, à la dystrophie. A Ax, nous restons simplement des médecins et n'envions pas les succès obtenus dans certaines stations fameuses, à l'aide des procédés chirurgicaux. Nous avons la faiblesse ou la pudeur d'envoyer les femmes se faire masser et curetter ailleurs, avec souvent la douce satisfaction de leur éviter une opération dont on a quelque peu abusé. Du reste, une sage réaction est en train de se faire dans le monde médico-chirurgical. Personne n'y perdra, ni l'*éternelle blessée,* ni les stations thermales, ni même le chirurgien auquel nous laisserons toujours assez de besogne, avec une autorité d'autant plus grande.

Les troubles ordinaires de la menstruation, caractérisés par des irrégularités ou des douleurs, sont presque toujours atténués dans une proportion bien appréciée des malades, par une série de bains *Pilhes.* Ils ne provoquent pas l'*hydrorrée* critique des bains de Saint-Sauveur et nos baigneurs ne perdent rien à la non venue de cette poussée thermale d'un genre spécial.

Les femmes qui par suite de couches malheureuses et surtout de fausses couches commencent à perdre l'espoir d'une maternité désirée, trouvent dans le bain Pilhes et dans nos douches un traitement généralement suivi de l'effet attendu. Comme on le dit à Cauterets, les eaux d'Ax sont aussi essentiellement *imprégnadoires* : la lésion organique ou fonctionnelle s'amende et l'organisme se remonte.

Les cabinets des bains *Pilhes*, comme ceux des bains *Jeanne d'Albret*, dons nous allons parler, sont pourvus de réservoirs qui permettent d'administrer dans le bain des douches locales avec une pression qui ne peut dépasser un mètre et demi. Ces douches sont alimentées avec l'eau plus chaude et plus sulfureuse du *Bain Fort*. Ce n'est pas le lieu d'agiter en ce moment la question si controversée de ces douches locales. Contentons-nous de dire que l'accord est plus vite fait sur l'utile emploi dans le bain, du speculum et des injections avec un appareil convenable.

Malgré sa spécialisation des maladies utérines, le bain Pilhes peut pourvoir à d'autres indications grâce à sa faible sulfuration et ses propriétés sédatives. Il s'applique à certaines formes abarticulaires de l'arthritisme,dont la douleur constitue à peu près le seul symptôme (*topoalgie*), et à ce genre si rebelle et envahissant dénommé rhumatisme noueux. On sait que celui-ci se rattache plus ou moins à la goutte et procède autant d'un principe infectieux que de l'auto-intoxication due au ralentissement de la nutrition, provocateur par excellence des dystrophies. Dans cette modalité de l'arthritisme goutteux, se constate très souvent la dilatation de l'estomac, ce facteur mieux connu de tant de troubles morbides, dont il ne faut ni augmenter ni diminuer l'importance.

Nous agiterons dans un autre chapitre la question de l'*hépatisme* cet autre facteur si important des maladies de la nutrition.

La plupart des dermatoses subaigues et chroniques, susceptibles d'être modifiées par une cure thermale, se trouvent bien, comme début, du bain *Pilhes*. Il est un des éléments du traitement complété par un choix raisonné de la boisson et des douches de formes diverses. Il ne faut pas non plus négliger, comme le réclamait déjà Pilhes de son temps, *de faire concourir les remèdes pharmaceutiques et chimiques. Il semble aux malades qu'il ne faut que se baigner et boire des eaux,* ajoute-t-il très judicieusement, *et ils sont tout étonnés quand on leur propose de seconder les effets des eaux par d'autres remèdes.* Le grand Bordeu agissait de même. Les médecins de nos jours ont beaucoup négligé les sages conseils de l'ancienne médecine, avec d'autant moins de raison, que la médication topique et interne a subi des améliorations immenses en matière de dermatologie. Autrefois, on préparait le malade par un traitement dont le régime formait la base, avant de l'envoyer subir sa cure thermale. On le traitait aux eaux suivant les indications et on ne le laissait pas partir sans quelques recommandations sur le régime à suivre pendant quelque temps. La médecine allemande de nos jours est bien loin de négliger le traitement diététique et pharmaceutique dans les stations thermales, et les résultats sont excellents pour les villes d'eaux et pour les malades qui y accourent en foule, fidèles observateurs des ordonnances prescrites.

C'est peut-être à l'oubli des sages préceptes de

Bordeu et de Pilhes qu'il faut attribuer certain discrédit dans lequel étaient tombées les eaux sulfureuses pour ce qui est du traitement des dermatoses. A entendre la plupart des médecins contemporains, qui dirigent l'opinion de leurs confrères et du public, le soufre n'est plus ce baume souverain de la peau, voire même des poumons, en lequel l'antiquité et les siècles précédents avaient tant de confiance. Nous voyons, avec plaisir, qu'un certain mouvement de réaction a l'air de vouloir se dessiner de nouveau, en faveur des eaux sulfureuses et, spécialement, des eaux pyrénéennes, les seules vraiment sulfurées. Déjà Durand-Fardel consent à attribuer, de nouveau, la médication sulfureuse à l'herpétisme et à ses nombreuses manifestations cutanées et autres. Nous souscrivons à cet arrêt du maître hydrologue, mais nous déclarons que bien des *arthritides* et encore plus de *scrofulides* ont été maintes fois amendées et guéries par la série ascendante des bains sulfureux alcalins, au Couloubret comme aux autres établissements de la station. Il faut reconnaître aussi que l'exacte délimitation des diathèses — d'ailleurs plus triomphantes que jamais, malgré la microbiologie, ou peut-être à cause d'elle, — est plus commode en théorie que dans l'application. La dartre ou herpetis se rencontre très bien chez un arthritique, et il est quelquefois bien difficile d'apprécier si telle névralgie est de nature herpétique ou si elle est simplement rhumatismale. La tendance actuelle est de considérer l'herpétisme comme une simple branche de l'arthritisme, dérivant plus directement de la goutte que du rhumatisme.

On nous pardonnera cette diversion un peu longue à propos du bain *Pilhes*. Il nous a retenu plus longtemps parce qu'il offre une note plus spéciale et qu'il est un des plus anciennement connus de la station. La température de l'eau qui l'alimente, un peu basse de 28° à 30°, est remontée au degré voulu par le procédé de serpentinage déjà indiqué. Son débit est de 25,000 litres. Le bain *Pilhes* offre aux baigneurs sept cabinets de bains.

BAIN JEANNE D'ALBRET

Nous serons plus brefs sur les deux séries suivantes : le *bain Jeanne d'Albret* et le *bain Fort*. Le premier de ces bains, outillé comme le précédent au point de vue de la *douche locale*, est le bain de transition entre le bain *Pilhes* et le *bain Fort*. L'eau qui dessert cette section est une eau provenant de griffons d'eaux fortes et d'eaux plus douces — mélanges naturels provenant du mode de cheminement des eaux chaudes dans les alluvions spéciales au Couloubret et de leur rencontre avec des sources tout à fait différentes, ainsi que nous l'avons expliqué plus haut. Ce sont ces heureuses combinaisons opérées dans le sous-sol qui donnent au Couloubret ces heureux mélanges qui sont les sources Montmorency, Rougerou, la

Canalette, la Basse et Pilhes. Nous reviendrons sur ces particularités, quand nous étudierons les sources du Teich, et nous verrons alors combien elles caractérisent les eaux du Couloubret. On ne saurait trop insister sur ce point.

Les bains *Jeanne d'Albret* présentent à peu près les mêmes indications que celles du bain Pilhes, avec un effet tonique mieux marqué. Le nom qu'on lui a donné remonte à l'époque récente de la construction du Couloubret, et nous n'en voyons vraiment pas l'à propos. Si Jean d'Albret contribua à faire la réputation des Eaux Bonnes, comme eau d'arquebusade, en allant y guérir la blessure qu'il reçut à la bataille de Pavie, nous ignorons complètement ce qu'a pu faire Jeanne d'Albret en faveur de notre station.

BAIN FORT

L'importante section du *bain Fort*, qui complète si bien la série de la gamme thermo-minérale du Couloubret, présente tous les avantages de la médication sulfureuse forte avec la particularité caractéristique de toutes les eaux de l'établissement, qu'il peut aussi être appliqué, avec les précautions d'usage et une accoutumance successive, aux malades nerveux, dont l'impressionnalité est toujours difficile à préjuger. Ces malades sont des arthritiques, congestifs par nature, des herpétiques, nerveux et névropathes par essence, quelquefois même des strumeux, chez lesquels le tubercule sommeille et qu'il ne faut pas éveiller par une stimulation intempestive et trop brusque. Les cardiopathes même arrivent à supporter le *bain Fort* avec les précautions ordinaires sur lesquelles il est inutile d'insister. On sait que la question des cardiaques aux eaux thermales est toute d'actualité et que bien des points restent à élucider, malgré la lumière déjà faite. Avec eux, il faut se souvenir qu'on cotoie toujours le précipice, ce qui ne veut pas dire qu'on y tombe. Il faut distinguer, suivant que la cardiopathie est myocardique ou artérielle, suivant que l'état normal du malade est l'hypertension, presque toujours d'origine artérielle, ou l'hypotension, presque toujours d'origine valvulaire. Il faut surveiller de plus en plus attentivement le fonctionnement du foie et des reins. D'une façon générale, les artério-scléreux doivent être éloignés des bains sulfureux que peuvent supporter, beaucoup mieux et plus longtemps, les valvulaires, dont le myocarde n'est pas dégénéré. Mais on ne saurait trop répéter que, bien souvent, la cure thermo-minérale peut être bienfaisante et pendant bien longtemps aux innombrables malades qui, pour une affection d'origine infectieuse ou toxique, ont eu une poussée quelconque d'endocardite.

Les malades dont le cœur a été touché ne sont pas ces *noli me tangere* qu'on a voulu représenter. Il faudrait fermer la plupart des établissements thermaux, si tous ceux dont l'endocarde n'est plus indemne, dont les orificés sont plus ou moins retrécis ou insuffisants, ne pouvaient plus venir y modifier leur diathèse et atténuer leurs localisations morbides.

Nous pensons que la rénovation des cellules de revêtement à laquelle nous assistons, *de visu*, pour la peau et les muqueuses, s'opère aussi, dans une certaine mesure, dans nos milieux intérieurs, dont les épithéliums sont aussi modifiés. Un sang épuré et plus oxygéné ne doit pas nuire au système qui le fait circuler et dont la nutrition se trouve par cela même relevée. Chez de nombreux cardiopathes, l'hypotension diminue après quelques jours de traitement, comme s'ils avaient pris de la digitale ; c'est un fait que nous avons maintes fois constaté. Les cardiopathes qui se trouvent bien des eaux de Dax, d'Aix en Savoie, de Bagnols, de Luxeuil, de Bagnères-de-Bigorre, de St-Sauveur, peuvent venir sans crainte à Ax, où toute une gamme d'eaux minérales sulfureuses et désulfurées peut répondre aux indications les plus variées et satisfaire les idiosyncrasies les plus inattendues. Inutile de dire que le choix de l'eau, le procédé hydriatique, le tour de mains en un mot, importe beaucoup. Ce que nous disons des cardiopathes peut s'adresser aux goutteux, qui trouvent à Ax une des rares stations d'eaux sulfureuses où ils peuvent se traiter utilement.

BAIN DU MYSTÈRE

Si le *Bain Fort,* sulfureux fixe, nous offre une action tonique bien évidente avec le minimum d'effet excitant, ce qui est dû surtout à ce fait qu'il est administré sans mélange, on ne peut en dire autant du Bain du *Mystère* par lequel nous allons terminer l'étude des bains du Couloubret. Ce qui caractérise ce bain bien nommé du *Mystère*, c'est la série des transformations de l'eau qui l'alimente. Assez sulfureuse au griffon, elle l'est déjà beaucoup moins au robinet, elle ne l'est plus du tout dans la baignoire au bout de quelques instants. Le bain ne renferme plus que ce qu'on pourrait appeler les sous-produits du soufre. Sa qualité fixe d'alcalinité s'éxagère d'autant. Mais, comme le dit Durand-Fardel, la valeur et la qualité, ou la signification thérapeutique d'une source quelconque, n'a pas à se mesurer, comme on le faisait autrefois, à sa richesse en soufre, déterminée à l'aide de la sulfurométrie, mais à ses aptitudes à tel ou tel mode de transformation. Le bain de St-Sauveur présente au minimum les effets qu'on est habitué d'accorder à la médication sulfureuse avec une quantité de principes actifs qu'on rencontre rarement à Barèges, comme à Cauterets, à Ax comme à Luchon. Les eaux de St-Sauveur sont douces, sédatives, hyposthénisantes, à l'instar des eaux à faible minéralisation, sulfatées calciques ou indéterminées. Elles n'agissent plus comme eaux sulfureuses, mais comme eaux alcalines renfermant beaucoup de matière organique. Cette matière organique enrobe, invisque le principe sulfureux et se comporte comme l'albumine vis-à-vis de certains métaux, vis-à-vis de certains alcaloïdes. Le principe sulfureux, devenu inapte à toute transformation, a perdu l'activité qu'on veut bien lui reconnaître avec une libéralité un peu même excessive.

Au griffon, l'eau qui alimente le bain du Mystère présente une minéralisation à peu près identique à celle du *Bain Fort* avec une atténuation très légère dans les chiffres. Il est probable qu'entre sa sortie du granit et son lieu de captage dans les alluvions à physionomie spéciale du Couloubret, le filon d'eau thermale, dérivé probablement de celui du *Bain Fort* en a rencontré un autre d'eau sulfureuse déjà refroidie et décomposée, qui a altéré la *crase* primitive et imprimé surtout des aptitudes nouvelles. Ces particularités de mélange sont spéciales aux eaux du Couloubret, comme nous ne cesserons de le répéter et nous y reviendrons encore à propos d'autres alluvions et d'autres captages. C'est ce coupage qui provoque la transformation rapide du monosulfure de sodium et permet de comprendre le phénomène du blanchiment qui se produit plus ou moins dans la baignoire. Nous nous expliquerons une autre fois sur le blanchiment des eaux sulfureuses, tel qu'il s'observe à Ax, avec des modalités particulières et sans user des moyens artificiels comme ailleurs, la nature ayant pourvu elle-même au phénomène.

Si le bain de St-Sauveur, avec le maximum de soufre, présente au minimum les actions ordinaires de la médication sulfureuse, le bain du *Mystère* présente justement les qualités actives du traitement sulfureux avec le minimum de sulfuration. Les quelques décigrammes qui persistent dans les baignoires pendant un temps plus ou moins long, se font plus sentir que les grammes du bain de St-Sauveur. Avec son alcalinité et sa transformation rapide du sulfure sodique, c'est un des bains les plus précieux de la station, qui influence la peau d'une façon remarquable. Il vient le plus souvent terminer et activer la cure des dermatoses, lorsque, déjà, elles ont été heureusement modifiées par des bains moins stimulants et quand tout rappel de l'état aigu n'est plus à craindre. Le bain du *Mystère* s'adresse principalement à l'herpétisme. Le remède a le même génie mobile et capricieux de la diathèse. Il convient aussi aux lymphatiques et aux scrofuleux torpides, mais il ne s'accommode pas des rhumatisants et encore moins des goutteux. Pour obtenir du bain *Mystère* tout son effet, il faut s'y mettre le plus tôt possible après sa préparation. Il perd presque toute son activité quand toutes les transformations sont opérées. C'est alors un bain simplement alcalin et sédatif. Le battage de l'eau active encore la décomposition, et le blanchiment vient attester que le phénomène *vital* est consommé.

Tels sont les bains du Couloubret. L'outillage

est à la hauteur de la vertu si variée des eaux. Les cabinets, au nombre de trente, spacieux, bien éclairés et ventilés, renferment trente-deux baignoires grandes, en beau marbre blanc et noir des Pyrénées. S'il n'y a point de déshabilloirs, les baigneurs n'ont pas l'air de le regretter beaucoup. L'établissement met aussi à la disposition des baigneurs deux cabinets de douches à faible pression, thermale et hyperthermale suivant les indications, et alimentées par une eau sulfureuse forte d'excellente qualité. Cette douche donne de très bons résultats dans les manifestations articulaires de nature rhumatismale ou scrofuleuse, mais elle n'est pas aussi employée qu'elle mérite de l'être. Nous avons cependant dans le journal de la station publié des cures remarquables obtenues avec la seule douche du Couloubret administrée, en général, avec une température uniforme et assez élevée.

BUVETTES DU COULOUBRET

Les buvettes du Couloubret sont groupées à l'extrémité de la galerie de droite, à l'entrée. Elles sont au nombre de cinq : *Canalette, Mystère, Pilhes, Sulfuro-ferrugineuse, Bain Fort.* Sauf la première, qui fait l'objet d'une exportation locale assez considérable — comme eau de table, — les autres ne sont guère bues que par les baigneurs qui suivent leur traitement dans l'Etablissement. Elles présentent, en effet, les indications générales de nos buvettes, sans offrir rien de spécial. La *Canalette,* dont la température est de 18°, est une sulfureuse complètement dégénérée, simplement alcaline faible et très digestible. Elle sert à couper l'eau des autres buvettes et le vin sur beaucoup de tables particulières. La buvette du *Mystère* présente les avantages des bains de ce nom. Sulfureuse et alcaline, sa température de 49° la rend facile à digérer et augmente ses propriétés diffusibles de dépuration. Les malades auxquels ne convient pas une boisson aussi chaude, la coupent avec sa voisine la *Canalette.* Pour obtenir tout son effet, il faut cependant la boire pure. C'est la buvette qui donne au Couloubret sa note un peu spéciale avec la *Ferro-sulfureuse,* eau de coupage par le procédé déjà esquissé à propos des bains *Jeanne d'Albret* et *Mystère.* Les deux éléments combinés, soufre et fer, recommandent la *Ferro-sulfureuse* aux chlorotiques qui trouvent justement dans l'établissement du Couloubret la gamme d'eau à la fois tonique et sédative qui leur convient le plus souvent.

Les buvettes *Pilhes* et du *Bain Fort,* constituent la section des buvettes purement sulfureuses du Couloubret. Nous dirons peu de choses de la buvette *Pilhes,* après avoir beaucoup parlé du bain de ce nom. Ce qui est qualité pour le bain n'est plus aussi appréciable pour la boisson. Elle est légèrement sulfureuse, mais, chargée de matière organique barégineuse, qui la rend plus douce, plus lénitive, elle est un peu lourde et fastidieuse, d'autant plus que sa tiédeur même, exagère encore sa qualité ou son défaut d'être une véritable tisane. Cependant, les malades affaiblis par des irritations chroniques catarrhales des premières voies aériennes, apprécient justement sa vertu *tisanesque* ou *béchique*. Ils la boivent avec conviction, pure ou coupée d'un sirop pectoral qui exagère encore sa manière d'être, son génie particulier.

La buvette du *Bain Fort* présente tous les avantages de la médication sulfureuse, prise à l'intérieur. Plus chaude et plus sulfureuse que la précédente, elle est mieux acceptée par les estomacs et complète convenablement le traitement des baigneurs du Couloubret. Du temps de Pilhes, on considérait cette buvette comme très efficace dans les maladies de poitrine. On la prenait pure ou coupée au quart, au tiers ou à la moitié avec du lait. Quelquefois, suivant les susceptibilités de l'estomac, on substituait le petit lait, l'eau de poulet ou l'eau de gruau. Quand la toux était vive et importune il ordonnait volontiers d'y joindre le sirop d'orgeat, celui de nymphea, d'érysimum simple, d'hysope, de coquelicot, etc., plus rarement celui de pavot blanc. On n'oserait plus boire les quantités que l'on buvait à cette époque. On buvait comme on mangeait, en ce temps-là, c'est-à-dire démesurément. On commençait, d'après Pilhes, par une livre et demi par jour et l'on portait graduellement la quantité jusqu'à quatre livres. Aujourd'hui les médecins préviennent soigneusement leurs clients contre de tels excès. Ils se commettent bien encore de nos jours auprès de certaines sources, mais en dehors de toute direction médicale. Pilhes avait très bien observé que ces mêmes eaux sont utiles contre la leucorrhée et les *légers écoulements ou suintements qui sont la suite des gonorrhées*. C'est tres vrai, mais aujourd'hui, nous donnons plutôt la source du *Mystère*. Il est quelquefois intéressant de remonter à l'ancienne clinique thermale. Les choses bien observées sont toujours vraies.

L'eau du *Bain Fort* est aussi beaucoup employée en gargarismes et en reniflages. Une salle spéciale, convenablement aménagée, se trouve en face de la buvette, pour ce genre d'opérations qui ne demande qu'à se dissimuler et pour lequel l'élément féminin surtout cherche à s'isoler.

Nous avons fini ce que nous avions à dire sur le Couloubret. On comprendra son importance quand nous aurons mentionné qu'il dispose par jour de plus de quatre cent mille litres d'eau minérale, et qu'avec un pareil volume d'eau on peut donner douze cents bains. Comme comparaison, nous rappelons que Saint-Sauveur, avec ses cinq sources, ne dispose que de 150 000 litres, et Barèges, avec ses douze, de 232 000.

Le Couloubret, terminé en 1872, a été construit sur les plans de Chambert, le constructeur des Thermes de Luchon, sous la direction de M. Izac, architecte à Pamiers, avec la collaboration de M. Joly, d'Ax. M. le Dr Auphan a donné les conseils que pouvait lui fournir sa déjà longue expérience de la station, et le professeur Garrigou remédia, après coup, dans la mesure du possible, aux fausses manœuvres qui avaient été faites pour le captage et l'ascension des sources. Ses intéressants travaux parus antérieurement sur la constitution des alluvions du Couloubret et le régime de ses sources, auraient cependant pu faire prévoir ce qui arriva, à savoir : que les sources ne voulurent pas monter au niveau qui leur avait été assigné. On ne tint pas compte du cheminement spécial des eaux sulfureuses depuis leur émergeance du granit à travers des alluvions qui ne se comportaient plus comme ceux de la rive gauche de l'Oriège.

TABLEAU DES SOURCES ALIMENTANT LE COULOUBRET

NUMÉROS D'ORDRE.	DÉNOMINATION DES SOURCES.	SECTIONS ALIMENTÉES.	TEMPÉ-RATURE.	DÉBIT PAR 24 HEURES	PAR LITRE	
					Sulfure de sodium.	Alcalinité
1	Gourguette et Lafont-Gouzy	Gourguette...	36° »	14.400	0.0129	0.0060
2	Pilhes et Gaston Phœbus..	Pilhes.	30° 9	24.680	0.0074	0.0698
3	Jeanne d'Albret..........	J. d'Albret...	39° »	16.325	0.0180	»
4	Mystère...............	Mystère......	49° 3	24.000	0.0185	0.1195
5	Bain Fort..............	Bain-Fort....	48° 6	30.916	0.0173	0.0873
6	Montmorency.	Montmorency.	25° 7	34.273	»	0.0417
7	Basse.................		18° »	86.400	»	0.0436
8	Majeure................	Bain-Fort....	46° 2	» 979	0.0173	»
9	Source de l'Etuve........	Tivoli	68° 7	58.550	0.0174	0.0600
10	Rossignol supérieur......		77° 5	21.096	0.0218	»
11	Sulfuro-ferrugineuse......	Buvettes.....	32° »	2.404	0.0037	»
12	Canalette..............		18° »	86.400	»	0.0436

GROUPE DE LA RIVIÈRE D'ORLU

LE TEICH

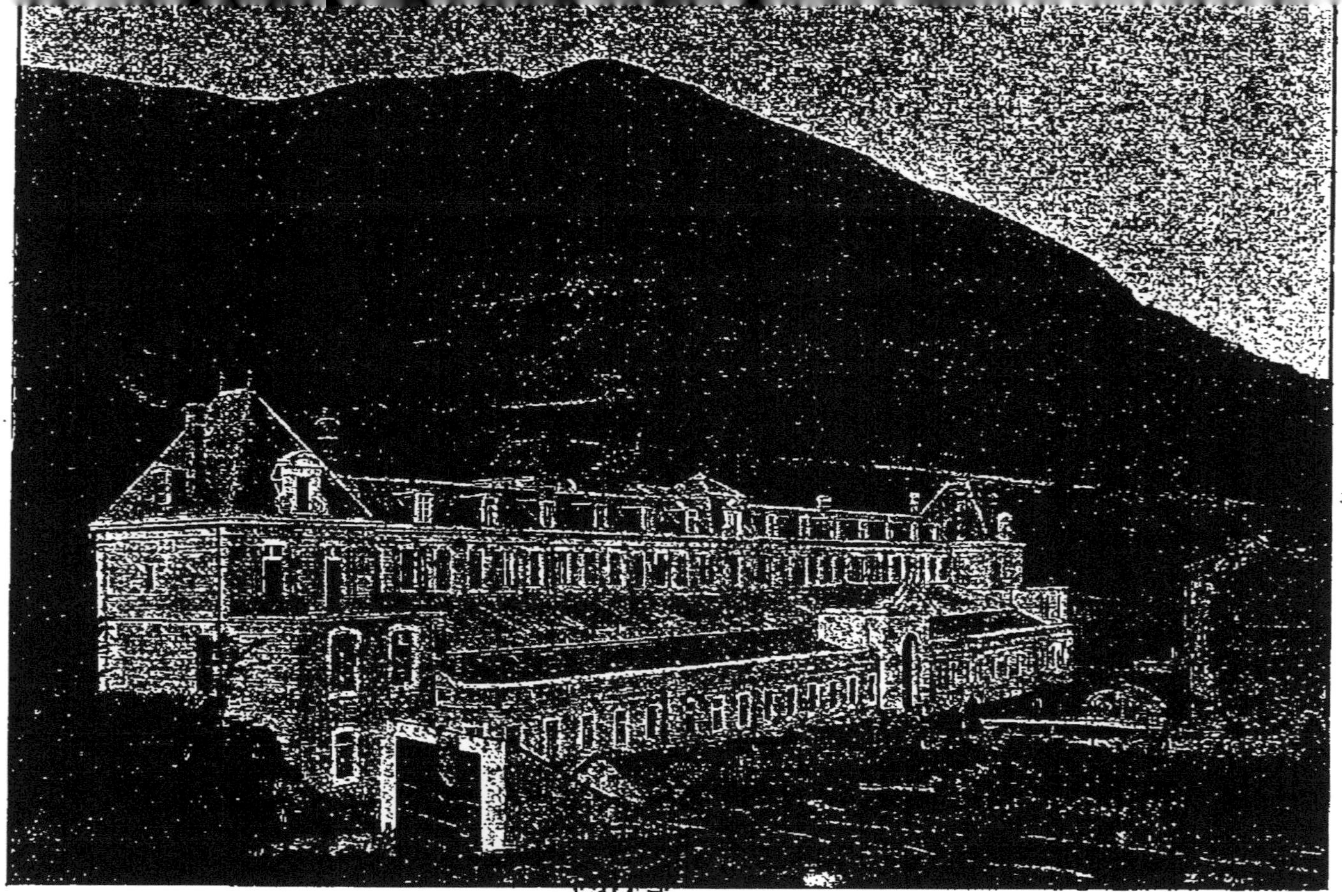

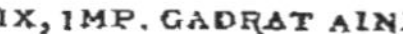

PHOTOGRAPHIE GADRAT.

VUE DU TEICH.

FOIX, IMP. GADRAT AINÉ.

GROUPE DE LA RIVIÈRE D'ORLU

LE TEICH

HISTORIQUE

Avec un développement de façade de 90 mètres ; avec un avant-corps de trente-trois ouvertures, coupé par un portail monumental ; avec ses deux ailes en retrait, agrémentées de terrasses, de toitures surélevées et de hautes cheminées ; avec son hall immense réunissant l'avant-corps au bâtiment principal, et sous lequel tout un monde de baigneurs circule sans se coudoyer ; avec le gave bruyant d'Orlu qui le borde et le beau pont métallique qui permet d'accéder dans l'Etablissement, — le Teich constitue, aujourd'hui, un des établissements thermaux des plus considérables, des plus beaux et des mieux compris. Notons, pour mémoire, qu'il est en outre le vestibule d'un très joli parc aux majestueux ombrages, et que ce parc, longé par le gave, coupé par une rivière d'agrément, ornementé de cascades, de massifs d'arbustes et de corbeilles de fleurs, constitue un délicieux promenoir, une fraîche oasis, où l'on peut, tout à son aise, sur les bancs aux dossiers hospitaliers, faire la sieste, lire, causer, médire du prochain, étaler et exagérer ses infirmités physiques, en dissimulant avec soin les défectuosités morales, celles-ci, hélas ! absolument réfractaires à la cure thermale et aux conseils éclairés du médecin.

Le *Teich*, aujourd'hui reconstruit complètement à neuf (1), tire son nom du quartier où il se trouve situé. Il est, après le *Couloubret*, où l'on se baignait déjà durant la période Gallo Romaine, le plus ancien *lieu* de cures thermales de la station. Vers le commencement du siècle, un chirurgien d'Ax, nommé Boulié, découvrit, sur les pentes qui bordent la rive gauche de l'Orlu, quelques sources thermales qui, venant heureusement s'ajouter à celles qu'on connaissait déjà, ne tardèrent pas à être utilisées par les malades. Des baraques en

(1) Le mot *Teich*, en Arabe, signifie littéralement ce dégagement particulier de l'intestin qui se produit à la sourdine, mais non sans odeur. Ce dégagement est exprimé par des vocables variés que chacun appliquera suivant son idiome particulier. On comprend comment ce nom, dans un pays qui fut occupé par les Sarrasins et où se trouvent encore des vestiges de château élevé par eux, le *Castel Maü*, fut donné à un *lieu* qui exhalait des vapeurs sulfhydriquées.

planches fournirent un précaire asile aux baigneurs. Les cures opérées augmentèrent peu à peu le chiffre des malades et entraînèrent, avec de nouvelles fouilles, la découverte de sources nouvelles, la construction d'un plus grand nombre d'abris, si bien, qu'en 1821 vingt-quatre baraques alimentaient cinquante et une baignoires, sans compter les douches. Ceci indique combien la quantité des malades qui accouraient à Ax était dès lors considérable, si l'on songe que le Breilh et le Couloubret pouvaient suffire déjà à de très nombreux traitements par bains ou douches. Ce dût être un coup d'œil assez pittoresque que cette série de baraques échelonnées, sans ordre, à flanc de coteau, au fur et à mesure des trouvailles d'eaux chaudes. Certes, on ne pouvait guère se baigner plus près des griffons et si le confortable était complètement absent, la cure n'en devait pas moins être excellente.

Cet établissement, qui ne pouvait être que provisoire, eut encore une assez longue durée. Tels, certains individus très chétifs qui enterrent nombre de gens parfaitement bâtis. C'est l'héritière du chirurgien Boulié, Mlle Rivière, qui eut l'honneur de construire le Teich, à peu près tel que nous l'avons connu. C'est en 1834, que l'édifice fut élevé, sous l'habile direction de M. Laurent, ingénieur du cadastre. Il suffit une trentaine d'années aux besoins du service thermo-minéral. Durant les exercices 1863-64, il fut l'objet de travaux de réfection et surtout de captage des plus importants, sur les conseils de l'illustre ingénieur hydrologue François de Neufchateau, et de Chambert, l'éminent architecte, auquel les thermes de Luchon sont, malgré tout son talent, redevables de beaucoup d'inconvénients irrémédiables. En 1889, la reconstruction totale des Bains du Teich fut décidée, et en 1893, l'édifice, complètement terminé, quant aux gros œuvres, a été inauguré. M. Romestin, architecte de Toulouse, a fourni les plans, et M. Ménelon a dirigé les travaux avec la profonde compétence qu'on lui connaît. Disons de suite que c'est sur les indications et les dessins de ce dernier, qu'ont été fabriqués les très nombreux et très ingénieux appareils pour serpentinage, douches pulvérisées, humage etc. Empressons-nous d'ajouter que rien n'a été modifié dans le régime des eaux thermales, qui a été religieusement conservé.

Comme ordonnance générale, on ne pouvait guère changer l'état des lieux, on n'a pu que leur donner plus d'ampleur, d'agrément et de confort. L'avant-corps, constitué par un simple rez-de-chaussée d'une grande hauteur, est tout entier consacré à l'importante section des *Bains Viguerie.* Le bâtiment principal comprend un rez-de-chaussée absorbé par deux sections de bains avec six cabinets de douches à faible pression — trois de chaque côté. Au centre, figure la cage vitrée du caissier, derrière laquelle se trouvent abritées les buvettes et les locaux consacrés aux gargarismes. L'espace perdu entre les deux corps de l'édifice central constitue, grâce à une toiture en partie vitrée, un hall immense, servant de salle d'attente ou de réunion, en même temps que de promenoir. Au-dessus de la couverture du hall, d'une belle hauteur, bien que n'abritant qu'un seul étage, l'édifice central offre aux malades qui veulent loger dans l'établissement, une série de pièces très saines et bien éclairées, en un mot toute sa partie supérieure avec un développement de trente-cinq fenêtres de façade. Dans l'ancien Teich, ce corps de logis se trouvait complètement adossé à la montagne, dans sa partie inférieure.

Les deux bâtiments centraux sont flanqués, avons-nous dit, de deux pavillons importants, en retrait par rapport à l'avant-corps. Les rez-de-chaussées de ces pavillons, avec la partie qui se relie aux Bains Viguerie, comprennent quatre salles de grandes douches, avec quatorze mètres de pression et de nombreuses cabines d'attente. Le pavillon de gauche ou de l'ouest est exclusivement réservé au service des femmes. Le premier étage du pavillon de droite renferme une magnifique salle de douches pulvérisées, avec tous les appareils nécessaires aux maladies de la gorge et du pharynx, des fosses nasales, des oreilles et des yeux. Nous reviendrons sur cette installation récente, de tout premier ordre, pour la disposition de laquelle M. Ménelon a montré tout ce que pouvait faire un mécanicien instruit, ingénieux et inventif. Sur le même palier se trouvent quelques pièces isolées où, dans l'ombre et le mystère,

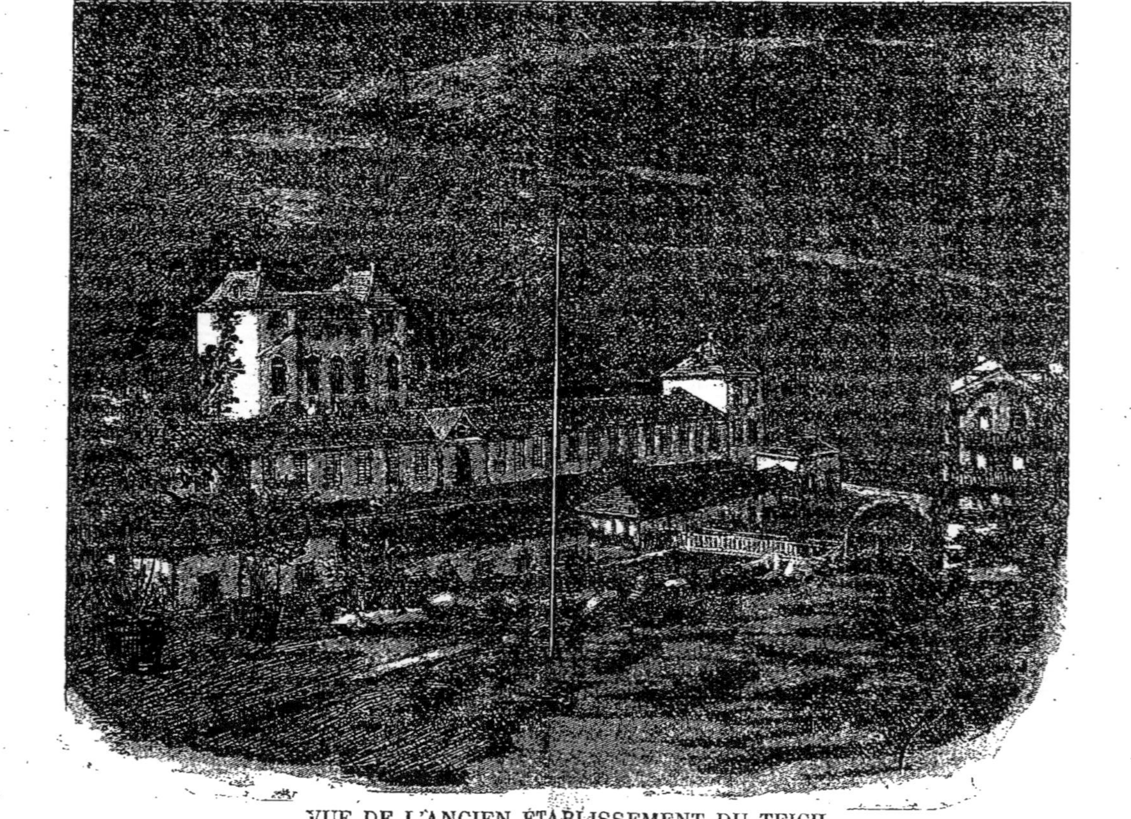

VUE DE L'ANCIEN ÉTABLISSEMENT DU TEICH

chacun peut venir recevoir, sur n'importe quelle partie du corps, le jet bienfaisant de douches pulvérisées et filiformes. Un petit local est réservé à la douche ascendante, souvent nécessaire pendant la cure thermale. Nous ne faisons maintenant qu'un travail d'énumération. Nous reviendrons sur tout cet arsenal, sans oublier le *Humage,* avec tous les détails que comporte chaque appareil.

LES SOURCES DU TEICH

Le Teich est abondamment pourvu de sources thermo-minérales variées qui, toutes, appartiennent au groupe de la rivière d'Orlu, naissant près des deux rives, mais surtout sur la rive gauche, sur laquelle est bâti l'établissement. Une seule des sources de la rive droite est utilisée : celle du puits d'Orlu. Sulfureuse et hyperthermale, à 69°, elle est utilisée pour les grandes douches et le humage. Il y a une trentaine d'années, on pensa à l'employer pour une salle d'inhalation. Aspirée dans le puits même, elle est refoulée par une pompe puissante dans un réservoir construit derrière l'établissement. La hauteur de chute est quatorze mètres. La même force motrice sert aussi à refouler l'eau froide du torrent au même niveau. Comme sa température varie entre 12° et 14°, on voit qu'on a, sous la main, toutes les combinaisons possibles par l'eau chaude, l'eau froide ou les deux agents, employées tour à tour et simultanément. Deux sources des plus importantes et des mieux utilisées sourdent dans le soubassement même de l'établissement du Teich, dans la partie Est. L'une anciennement connue, d'une notoriété très grande, d'un usage très fréquent, est la Source *Viguerie*. L'autre fut découverte pendant les travaux de captage et de réfection, pratiqués en 1863-1864, dans le sous-sol du promenoir, à quelques mètres de la précédente. On lui a donné le nom d'un des directeurs des travaux, M. Joly, d'Ax. Très précieuse acquisition, elle sert à alimenter les douches pulvérisées, et convient très bien à cet usage, étant en même temps sulfureuse. sulfhydriquée et d'une thermalité élevée à 69°. Nous reviendrons sur ces deux sources et mettrons en lumière leur valeur et leur importance.

Toutes les autres sources utilisées par le Teich, à l'exception de la *Grande Pyramide*, sourdent à flanc de coteau et sont captées derrière l'établissement. Elles servent à alimenter deux sections de bains. L'eau de ces bains est constituée par un mélange de plusieurs sources, n'ayant pas été l'objet d'analyses complètes, à température et à sulfuration différentes. La section Est, dite bains *Astrié*, a été nommée ainsi en l'honneur de Gaspard Astrié. On sait qu'il fut médecin instruit et judicieux. Il colligea 17 000 observations médicales de malades traités par les Eaux d'Ax, précieux trésor dont son fils Gustave s'est servi pour édifier son œuvre magistrale, si souvent mise à contribution : *De la Médication thermale sulfureuse appli-*

quée. Trois sources amenées dans deux réservoirs, absolument clos, alimentent la section des *Bains Astrié,* constituée par douze cabinets et trois douches à faible pression de quatre à cinq mètres. Deux sources hyperthermales sont mélangées dans un unique bassin. L'une, la Source Astrié chaude, a tout près de 59°. Son degré sulfhydrométrique, déterminé par le professeur Garrigou, est seulement de 0,0018. Son débit est de 5 721 l. L'autre, dite de la *Grande Pyramide,* sort du sous-sol même de l'établissement, comme les sources Viguerie et Joly. Comme son nom l'indique, elle fut longtemps employée à l'usage exclusif des douches, avant l'amenée de l'eau du Puits d'Orlu. Sa température est sensiblement plus élevée à près de 68°. Son abondance au griffon se chiffre par le nombre respectable de plus de 69 000 litres. Son titre sulfhydrométrique est de 0,0148.

La troisième source, dite *Astrié froide,* a 22°. Elle sert à ramener la température du bain au degré ordinaire de 35° et quelquefois plus élevée, étant donné l'usage habituel de ces eaux aux arthritiques à faible réaction. Son abondance étant de 5 400 l, suffit amplement aux besoins des bains. Pas une goutte d'eau autre que l'eau minérale n'entre dans la composition du bain ou de la douche. L'avantage, pour ne pas être un fait isolé, n'est pas moins précieux à constater. Nous reviendrons plus tard sur les indications thérapeutiques, sur l'usage habituel du bain *Astrié* pris seul ou avec la douche Tivoli, alimentée par la source *Quod,* dont nous parlerons bientôt.

L'autre section de Bains, située dans le côté Ouest du grand bâtiment central, a reçu le nom de *Boulié*, en l'honneur du chirurgien d'Ax, qui découvrit et utilisa le premier les eaux chaudes de l'Orlu. Plusieurs sources servent à alimenter les douze baignoires et les trois douches Tivoli du Bain *Boulié*, celles-ci desservies par la source *Quod*, comme celles des bains *Astrié*. Elles sont recueillies dans cinq réservoirs et chacun d'eux, en cas d'insuffisance des autres, peut alimenter toutes les baignoires de la section, bien que chaque source soit affectée spécialement à certains cabinets de bains. L'eau hypothermale de la *Pompe*, recueillie dans un bassin, à l'extrémité Ouest, derrière l'établissement, est utilisée à ramener le bain au degré voulu. Prise au griffon même, sa température va de 32° à 28°, pour descendre aux environs de 20°, quand elle arrive dans les baignoires, après avoir séjourné dans le réservoir. Cette source est bien de l'eau minérale sulfureuse dégénérée ; Alibert y a décelé encore 0.0098 de sulfure de sodium. Elle sert à mitiger l'*Eau Bleue* et la source *n° 4*, ainsi que celle *n° 6*, si c'est nécessaire, la température de cette dernière n'étant au griffon que de 38°. Ces trois sources *n° 4* et *n° 6*, ainsi que l'*Eau Bleue*, sont recueillies dans trois réservoirs voisins, à l'opposé de celui de la *Pompe*. La source du *n° 4*, d'une température de 40°, alimente en eau chaude les premières baignoires. Sa teneur en sulfure de sodium est, d'après Filhol, de 0,0160 au griffon, mais ne donne plus que 0,0031 au robinet (Roux).

L'*Eau Bleue* est la plus désulfurée du groupe des Bains *Boulié* et sert surtout à les caractériser. D'une température de 48°, encore maniable, surtout si l'on tient compte du refroidissement naturel et de l'adjonction d'un peu d'eau de la *Pompe,* elle ne donne au bouillon que l'insignifiante quantité de 0,0018 (Filhol), c'est-à-dire certainement zéro dans la baignoire. Mais, dans cette section des Bains *Boulié,* ce n'est pas précisément une eau sulfureuse que l'on vient chercher, mais, tout au au contraire, une eau dont l'alcalinité s'est augmentée au fur et à mesure de la désulfuration. Comme toutes ces sources thermales du côté Ouest sont dégénérées et présentent des caractères, pour ainsi dire, identiques, à commencer par la teinte azurée, très appréciable déjà dans le *n° 4,* mais surtout marquée dans celle qui a servi de type, ces diverses sources, mélangées ou versées séparément, soit pures ou mitigées par l'eau de la *Pompe,* donnent ce qu'on appelle le bain d'*Eau Bleue.*

Nous donnerons quelques détails supplémentaires sur cette eau quand nous aurons dit quelques mots de la Source *Quod,* qui fournit aux douches Tivoli son eau hyperthermale, dont la température varie de 63° à 66°. Cette source tire son nom d'un médecin qui exerça très longtemps la médecine à Foix, après avoir été chirurgien militaire sous le premier empire. La Source *Quod* est une sulfurée sodique forte. Lambron a constaté qu'elle était d'une fixité remarquable et que, refroidie et exposée à l'air, elle conservait encore la plus grande partie de son sulfure de sodium. La sulfurométrie a donné 0,0197 à Filhol et 0,0230 à Garrigou.

On voit que par sa thermalité corrigée à volonté par les eaux refroidies de la *Grotte* et sa sulfurations élevée, la source *Quod* est une ressource précieuse pour les douches, surtout si j'ajoute qu'elle ne fournit pas moins de 21 600^{l}, auxquels s'adjoignent plusieurs sources qui se mélangent et se refroidissent dans un réservoir situé derrière les premiers cabinets du Bain *Astrié*. Ces eaux de mélange de la *Grotte*, dont la température initiale est d'ailleurs de 35°, sont un type de sulfureuse dégénérée. Ces eaux n'ont pas été soumises à de nouvelles analyses depuis 1816, c'est-à-dire depuis que Dispan, professeur de chimie à la Faculté de Toulouse, fut chargé par Chaptal de refaire l'étude chimique des eaux d'Ax. Chaptal était alors ministre de l'intérieur, mais il s'intéressait toujours, comme on le voit, aux questions qui lui étaient surtout familières. Du reste, longtemps auparavant, peu après les travaux de notre compatriote Pilhes, il s'était déjà occupé, ainsi que l'illustre Vauquelin, des eaux d'Ax. Si nous donnons tous ces détails que ne paraît pas comporter l'importance des eaux mélangées de la *Grotte*, c'est tout simplement pour montrer que notre station ne manque pas de lettres de noblesse, fort anciennes, qu'elle est connue et appréciée depuis longtemps, et qu'elle ne réclame pas une place au soleil, comme tant d'autres, qui ne trouvent, comme raison de faire parler d'elles, que l'occasion de lancer dans le public, toujours crédule, une émission d'actions ou d'obligations. Les gogos se soulagent de leurs économies, mais les malades s'entêtent à ne pas venir. On consent plus facilement à compromettre sa fortune que sa santé.

L'EAU BLEUE

Revenons à l'*Eau bleue*. Cette eau fut probablement une des sources du Teich les plus anciennement employées et les mieux appréciées, puisque l'histoire d'Ax, au point de vue thermal, nous apprend, qu'au début du siècle, une commission, dont le chimiste Thouret et l'illustre médecin Chaussier faisaient partie, fut chargée d'en faire l'analyse. La seule chose qui ressort de ce travail, c'est la déclaration formelle qu'elle ne présente nulle trace de coloration bleutée. Si l'on se rend compte de la longueur du voyage à cette époque d'Ax à Paris, on ne doit pas s'étonner d'une telle affirmation. La réaction qui entraîne la modification de couleur avait eu largement le temps de se modifier. Avec l'embouteillage défectueux nullement *aseptique*, tel qu'on le faisait sûrement à cette époque, et encore aujourd'hui trop souvent, on peut croire qu'un travail de resulfuration s'était produit. Malgré l'avis de Thouret et de Chaussier, l'eau est *bleue*, elle est même plus ou moins *bleue*, et M. Ménelon, régisseur général de la

Société des Thermes et surtout, comme on le disait autrefois, intendant des eaux, nous a affirmé avoir puisé, à même le réservoir, de l'eau *bleue* qui ressemblait à une solution d'indigo. Mais il est plus facile de constater la teinte de l'eau que d'en expliquer la cause.

Ce qu'il y a de certain tout d'abord, c'est qu'elle n'arrive pas bleue des entrailles de la terre. Le Dr Garrigou s'est assuré qu'elle est parfaitement limpide au griffon. On doit donc rejeter tout de suite l'ancienne croyance qui attribuait son caractère physique à des particules excessivement fines de schistes ardoisiers, entraînées par le courant ascendant du filon d'eau minérale. S'il en était ainsi, le simple repos dans le réservoir mettrait un terme au phénomène et c'est le contraire qui se produit. On ne peut non plus accuser le mélange avec une eau froide quelconque. L'air, un air confiné et d'une composition encore particulière, puisqu'il est forcément mélangé avec les gaz naturels de l'eau thermale, doit être un des facteurs de la réaction productive du phénomène ; mais, avant tout, il faut compter avec le génie naturel de l'eau, ce que Durand-Fardel appelle l'*aptitude à tel ou tel mode de transformation*. Nous nous sommes déjà, maintes fois, expliqué sur ce sujet, mais on ne saurait trop souvent y revenir. Le bleuissement est, à un degré différent, le même phénomène que le blanchîment bien connu d'une des sources de Luchon. Mais nous remarquons d'abord ceci, qu'à Luchon, le blanchîment est produit par un artifice de préparation, tandis qu'à Ax, le bleuissement est naturel, ce qui pourrait faire supposer qu'il est provoqué par la prolifération de bacilles chromogènes. Du reste, soit naturellement, soit par un tour de main, plusieurs sources d'Ax bleuissent et blanchissent. L'eau bleue du Teich n'a pas exclusivement le monopole de l'altération de couleur qui lui est propre.

Dans ses études sur les eaux d'Ax, le Dr Garrigou s'est rendu compte que la source Hardy, du Breilh, hyperthermale, mais à désulfuration très rapide, devient *aussi bleue que de l'eau mélangée avec du lait*, quand on laisse l'air arriver dans le bassin de captage pendant un jour seulement. C'est donc le simple conflit de l'air avec une eau sulfureuse d'aptitude particulière, qui suffit à provoquer le bleuissement. On sait comment à Luchon se provoque le phénomène du blanchîment. La *Blanche* de Luchon est au griffon aussi limpide que ses congénères et que la *Bleue* d'Ax. On fait un premier coupage dès sa sortie de la roche, en faisant couler sur elle un filet d'eau froide ordinaire. Ce mélange aboutit, par des tuyaux, dans le réservoir où on lui a ménagé une certaine chûte qui sert à le brasser. Ce premier mélange opère la transformation du monosulfure en polysulfure, et donne à l'eau l'œil vert particulier aux eaux polysulfurées dont les piscines de Barèges offrent le type le plus parfait. Le blanchîment s'opère alors dans la baignoire par une adjonction nouvelle d'eau froide, qui amène le bain à la température voulue. La Blanche de Luchon, dont la température varie de 39° à 48°, se rapproche par sa thermalité de notre *Bleue* d'Ax, qui varie aussi de 40° à 48°. Seulement, à Ax, nous la mitigeons avec l'eau minérale refroidie de la *Pompe*. L'abondance des sources nous permet ce luxe de servir à nos baigneurs de l'eau exclusivement minérale. Que le phénomène du blanchîment ou du bleuissement se produise naturellement ou artificiellement, le résultat est le même, c'est-à dire la décomposition complète du monosulfure sodique. La teinte est produite par la mise en liberté, en particules infiniment ténues, d'une certaine portion de soufre, à moins qu'elle ne soit, comme on dit, fonction de microbes, car le repos dans la baignoire devrait faire disparaître le phénomène. Si la couleur est donnée par le soufre, la teinte louche, bleutée ou blanche varie suivant que la quantité de soufre est plus ou moins grande. Ajoutons que sur les bords libres du réservoir, une certaine couche de soufre se dépose, de même que cela se produit quand les tuyaux sont imparfaitement remplis par le filon d'eau thermale.

Maintenant que nous nous sommes suffisamment expliqué sur le caractère simplement physique de l'*Eau bleue*, parlons un peu de l'agrégat minéralisateur en dissolution. Le chimiste Willm en a fait une analyse complète en 1886, et nous lui empruntons ses résultats. Sans tenir compte des derniers vestiges de sulfure, existant encore au griffon et qui ont disparu dans le réservoir, quand l'eau est passée au *bleu,* le point le plus saillant de la minéralisation est la présence de l'hyposulfite de soude. Ce produit résultant de la décomposition du sulfure a donné à Willm le chiffre de 0,0101. Avec la source *Filhol* du Breilh et la *Grosse Sulfureuse* du Modèle, c'est l'eau la plus hyposulfitée de la chaîne. Nous reviendrons ailleurs sur les applications thérapeutiques de l'hyposulfite.

L'*Eau bleue* est très riche en silice au griffon ; cette silice libre se convertit dans le réservoir en silicate de soude, se combinant avec la soude antérieurement combinée au sulfure et abandonnée par lui pour donner du soufre libre et une certaine quantité d'hydrogène sulfuré. Hyposulfite et silicate, une certaine quantité de carbonate de soude, tels sont les principaux caractères chimiques de l'*Eau bleue.* Je noterai que c'est, en même temps, d'après Willm, la plus calcique de la station, et ce caractère calcique doit contribuer à la rendre plus digestible et, en même temps, reconstituante. La série de ces réactions se produit en même temps que la vie microbienne se développe dans ces lymphes thermales arrivées à la surface du sol et préparées à souhait comme bouillon de culture. Ces réactions sont, véritablement, fonctions de microbes, ainsi qu'on l'a dit. Hâtons-nous d'ajouter que ces microbes, non seulement ne sont pas nuisibles, mais ajoutent à l'eau des propriétés essentiellement *eupeptiques.* Sans eux, cette eau bouillie et stérilisée, qu'ils *aèrent* utilement serait lourde à nos voies digestives.

En voilà assez sur le côté chimique et biologique de l'*Eau bleue*. En traitant de la source *Viguerie*, nous parlerons du terrain à travers lequel cheminent les Sources du Teich.

LA SOURCE VIGUERIE

Aperçu géologique, constitution générale du gisement des sources.

Par son abondance qui n'est pas moindre de 151,000 litres et qui pourrait encore être accrue avec des aménagements nouveaux — par sa sulfuration élevée et surtout par la fixité de son principe essentiel, la source *Viguerie* est, avec la *Grande Sulfureuse* du Modèle, la source la plus importante de la station, pour l'usage des bains, et une de celles à laquelle on a le plus souvent recours. Remède puissant, son emploi ne peut être laissé au caprice du malade ; il doit être toujours pris sur ordonnance médicale.

Il ne faut pas croire que la source Viguerie a toujours été ce qu'elle est aujourd'hui. Connue déjà du temps de Pilhes et nommée par lui source *à bouillons*, à cause de son caractère physique facilement appréciable, elle ne fut guère utilisée, tout d'abord, que pour les étuves, jusqu'à l'établissement du Bain Viguerie, en 1842. Anciennement, les malades subissaient plus volontiers qu'aujourd'hui le traitement par étuve, et, il faut bien le dire, les médecins l'ordonnaient avec plus de libéralité. Alors, chaque établissement avait sa source de l'étuve, comme il avait celle de la Grande Pyramide ou des douches. L'eau du Bain Viguerie s'appelait donc simplement l'eau de l'*Étuve du Teich*. Sa thermalité la rendait peu maniable pour l'usage des bains et obligeait à un fort coupage d'eau froide qui, non seulement lui faisait perdre presque tout le bénéfice d'une sulfuration élevée, mais encore altérait complètement le génie naturel du griffon. Ce n'était pas seulement un bouillon plus léger qu'on offrait au malade, mais une soupe tout à faite différente. L'avenir de cette eau fut vraiment trouvé, quand, probablement sur les conseils du grand chirurgien de Toulouse, Viguerie, le passage d'une partie de l'eau dans un grand serpentin, immergé dans un ruisseau d'eau froide, fut établi. Ce mode de serpentinage est, comme on le sait, tout à fait spécial à la station d'Ax. Au Teich et au Modèle, il sert à refroidir l'eau. Au Couloubret, le résultat opposé est obtenu ; la température trop peu élevée de quelques-uns de ses griffons, est rehaussée par le passage des tuyaux, dans un ruisseau d'eau hyperthermale.

La source Viguerie naît tout au bord de la rivière d'Orlu. Son captage, sur lequel nous allons donner quelques détails, a permis de l'élever dans la dernière cabine de la section Ouest. De là, elle peut directement couler dans les baignoires avec sa chaleur initiale, ou bien, par un plus long circuit, arriver refroidie aux robinets. Il est probable qu'avant le captage et la construction du Teich, la source Viguerie allait se perdre dans le torrent, comme d'autres qui s'épanchent encore dans le lit même de l'Orlu, procurant aux pêcheurs, comme dit G. Astrié, le désagrément de pédiluves très chauds.

Ainsi que toutes nos eaux, la source Viguerie émerge des failles du granit qui constitue la base fondamentale de la région. De là, elle s'infiltre dans l'épaisse couche des alluvions de la vallée. Mais au lieu d'imbiber ces alluvions comme une éponge, phénomène contre lequel il a fallu lutter à Ussat, nos filons d'eau sulfureuse provoquent un travail de transformation des plus utiles, grâce auquel le courant ascendant peut se poursuivre sans se diviser ni se perdre dans le conglomérat, devenu aussi dur que le ciment. L'ingénieur des mines Peslin, en 1862, découvrit, pour la première fois, ce mode de formation géologique, en dirigeant d'importants travaux de captage dans la vallée du Bastan, à Barèges. Il appela le terrain alluvionaire, durci par l'imbibition de l'eau sulfureuse, *terrain de tapp*. En 1863, le professeur Garrigou, présidant aux importants travaux du captage définitif de la source Viguerie, retrouva les mêmes combinaisons minéralogiques : sables, cailloux et blocs granitiques de volumes très variables, également reliés par une sorte de colle de ciment, qui englobe tous les éléments hétérogènes, pour constituer un poudingue aussi dur que le granit.

C'est la silice en excès contenue dans les eaux chaudes qui, mise en liberté, infiltre le sol et amène cette silicatisation si utile, qui produit le captage de l'eau par les seules forces de la nature. Le même phénomène se renouvelle plus ou moins, autour des sources de la vallée de la Lauze comme de celle de l'Oriège, mais avec une intensité variable qu'il y a lieu de signaler. Si le terrain de *tapp* acquiert le maximun de cohésion autour de la source Viguerie, il est encore très solide derrière le Teich, où l'on a pû creuser des réservoirs en forme de grotte sans avoir besoin de la moindre maçonnerie. Il présente, par contre, des lacunes dans le sous-sol du Couloubret, où comme le dit Garrigou, on ne peut constater sa présence que par places isolées. Sans doute les grands bouleversements, d'origine diluvienne ou glaciaire, dont nous avons déjà parlé, en modifiant le sol, ont en même temps dénaturé le régime des eaux, ce qui rend, pour ainsi dire, impossible l'étude de leurs gisements. Mais combien y a-t-il lieu de se féliciter de ce bouleversement partiel qui nous a donné des eaux d'un génie bienfaisant tout particulier, différentes des autres groupes et présentant entr'elles-mêmes des diversités telles, qu'on peut y administrer les bains les plus excitants et aussi les plus sédatifs. Ce curieux phénomène ne peut s'expliquer que par le fait qu'au lieu même du Couloubret, certains des filons d'eaux sulfureuses hyperthermales ont rencontré sur leur trajet d'autres filons d'eaux, variables par la minéralisation et par la température. De ces mélanges sont résultées ces lymphes thermales particulières qui ont nom *Montmorency*, *Pilhes*, *Jeanne d'Albret*, *Mystère* etc. On s'explique alors comment ces hybrides ont eu une puissance silicatisante moins énergique et comment le terrain de *tapp* présente tant de lacunes dans le sous-sol du Couloubret.

On a vu plus haut qu'à Ax, comme à Barèges, des sources sulfureuses fortes ont amené les mêmes effets en traversant des couches géologiques identiques. Nous allons retrouver dans ces deux stations un mode de captage à peu près semblable. C'est dans une cuvette en forme de tambour qu'on avait réuni, en plein *tapp*, les naissants de la fameuse source de Barèges, appelée aussi source du Tambour ; à Ax, pendant longtemps, un vieux tonneau suffit à centraliser les naissants de la source Viguerie et le nom de source du *Tonneau* pouvait lui revenir de droit.

Dans un très récent travail sur Ax, que le Dr Garrigou vient de livrer à la publicité, — simple fragment d'une œuvre immense, — le savant professeur nous donne de curieux renseignements agrémentés de dessins sur l'ancien captage, et aussi sur le nouveau, auquel il présida en 1863.

Avant 1863, on n'avait même pas pris la peine de recueillir l'eau sur les couches consolidées du *tapp* ; on s'était contenté d'enfoncer une vieille futaille dans les alluvions meubles et par suite sujettes aux infiltrations de la rivière, au moment des crues. L'eau minérale, qui montait dans le tonneau, arrivait en quantité moindres, à peine 50 litres par minute ; de plus elle était moins chaude, 71° au lieu de 73°8, indice certain de l'adultération par la rivière. La température baissait encore ainsi que la sulfuration, quand les eaux de l'Orlu grossissaient, soit par fonte des neiges, soit par simple pluie d'orage. Comme le dit Garrigou, cet état de chose était trop incommode pour le service des bains ; il fallait le modifier. Les travaux de Peslin à Barèges étaient récents, et pouvaient servir de modèle.

Le sol fut fouillé jusqu'à la rencontre des couches complètement silicatées du tapp. On commença par faire un tuyau d'écoulement inférieur, qui permettait de déverser directement dans la rivière les divers naissants d'eaux chaudes. On put ainsi bâtir les murs d'un bassin dont le terrain de tapp formait le fond parfaitement étanche. Le bassin reçut à sa paroi supérieure un tuyau en poterie de près de trois mètres de hauteur. Ce tuyau est relié à une cuvette supérieure dans laquelle, à des niveaux différents, on ménagea deux conduites d'échappement. L'inférieure amène l'eau telle quelle, par des tuyaux de plomb, dans chacune des baignoires de la section. L'autre permet à l'eau thermale d'aller se refroidir dans le serpentin.

Une fois le réservoir inférieur terminé, une fois le tuyau de poterie mis en place, une fois la cuvette supérieure parfaitement agencée, il a suffi de boucher d'une manière définitive le tuyau d'écoulement inférieur, pour que les eaux chaudes, se trouvant désormais emprisonnées, *montent* dans ce véritable château d'eau disposé comme nous venons de dire, pour se déverser par les conduites d'échappement de la cuvette supérieure. Plus de mélanges possibles avec l'Orlu ; un volume d'eau plus que doublé — 105 litres au lieu de 50, — une thermalité et une sulfuration définitives, l'eau à un niveau plus élevé, tel fut le résultat. Il fut excellent de toutes manières et obtenu, peut-on dire, à bien peu de frais.

Le tuyau d'échappement supérieur permet à l'eau chaude de se déverser dans le serpentin. Nous ne pouvons mieux faire que de laisser la parole à M. Ménélon, qui a bien voulu rédiger la note suivante sur l'appareil très bien conçu qui permet de ramener l'eau du bain à la température voulue.

DESCRIPTION DU SERPENTIN

« L'ensemble de l'appareil à serpentinage offre à peu près l'aspect d'une série de tuyaux d'orgue juxtaposés. La source Viguerie est en amont du bassin d'immersion. Un gros tuyau de fort diamètre, plongeant directement dans la cuvette supérieure du captage, longe l'une des parois du bassin réfrigérant et amène l'eau dans un manchon distributeur placé à la partie inférieure. De là, l'eau se distribue entre dix petits tuyaux adaptés perpendiculairement à l'axe du manchon centralisateur et remonte le courant d'eau froide sur une longueur de treize mètres. Ces dix tuyaux aboutissent par l'autre extrémité entre deux autres manchons superposés, communiquant ensemble. Du manchon inférieur, le courant thermal se divise de nouveau dans neuf tuyaux pareils aux précédents et parcourt exactement le même trajet, mais en sens inverse.

Ces neuf tuyaux aboutissent enfin à un dernier manchon collecteur, raccordé à un tuyau syphoïde qui déverse, en coulant, *à gueule bée,* l'eau serpentinée dans un collecteur longeant toute l'étendue de la section des Bains Viguerie, auxquels il distribue l'eau refroidie.

Cet immense appareil constitue, dans son ensemble, une sorte de siphon renversé ne permettant à aucun moment l'introduction de l'air atmosphérique. Il opère le refroidissement dans un temps très court et évite autant que possible toute déperdition du principe sulfureux, puisque le dispositif général de tout le système consiste à prendre l'eau de la source en charge sur l'orifice du tuyau, et à la déverser, après refroidissement, au moyen d'un tuyau recourbé en siphon, dans le collecteur longitudinal, destiné à la distribuer à chaque baignoire.

L'eau de la Source Viguerie est ramenée de 73°8 à 24° centigrades.

Tout l'assemblage de tuyaux est fait au moyen de raccords mobiles qui donnent toute facilité aussi bien pour le nettoyage que pour les réparations à exécuter. Quant au bassin réfrigérateur, un simple coup de vanne suffit pour enlever, en quelques minutes, les dépôts de vase charriès par l'eau du torrent, dépôts qui pourraient nuire à la rapidité du refroidissement. »

On peut aujourd'hui considérer le système de serpentinage actuel comme définitif, mais il ne faut pas croire que c'est du premier coup qu'on est arrivé à combiner les diverses pièces d'un appareil qui a l'air si simple. C'est le troisième serpentin depuis 1842, le second ayant été disposé en 1863.

Le premier serpentin consistait essentiellement en un gros tuyau de plomb qui promenait l'eau chaude à travers de nombreux contours, dans le ruisseau réfrigérateur et déversait ensuite l'eau refroidie dans un réservoir d'où elle se distribuait dans les baignoires, Mais, à ce système, double inconvénient : Le tuyau était trop gros et la quantité d'eau, qui passait dedans, était insuffisante pour le remplir exactement. L'air atmosphérique circulait en perpétuel conflit avec l'eau minérale, d'où décomposition partielle qui se complétait plus ou moins dans le réservoir. De plus, l'air atmosphérique provoquait le dépôt de matière organique et de soufre libre sur les parois du serpentin et diminuait plus ou moins la lumière du conduit.

Dans l'agencement du second serpentin, on

arriva à supprimer le réservoir, mais la distribution d'eau froide se faisait très lentement et on perdait un temps énorme pour préparer chaque bain. Le serpentin de l'établissement Modèle a été fait sur ce patron ; on peut encore se rendre compte de cet inconvénient majeur : la lenteur du débit de l'eau refroidie dans chaque baignoire. Nous pensons qu'encouragée par le bon fonctionnement du nouveau serpentin du *Viguerie,* inauguré en 1893, l'administration des Bains Modèle n'hésitera pas à refaire le serpentin, qui occupe un espace énorme pour un très faible débit. Stimulé par l'exemple, l'établissement du Breilh ne pourra rester en arrière, et se décidera aussi à serpentiner une partie de son excellente eau sulfureuse, de manière à pouvoir donner à sa clientèle des bains sulfureux parfaitement dosés et gradués.

COMPOSITION DE LA SOURCE VIGUERIE

L'analyse chimique de la Source *Viguerie*, qui a été faite avec beaucoup de soin par des chimistes comme Filhol, Garrigou et Willm, présente des particularités sur lesquelles il y a lieu d'appeler l'attention des médecins. Parlons d'abord de sa sulfuration. Willm, qui a fait l'analyse la plus récente, lui reconnaît 0,0226 de sulfure de sodium. Filhol et Garrigou lui concèdent des quantités moindres ; mais le point le plus important, sur lequel tout le monde est parfaitement d'accord, c'est l'extrême lenteur avec laquelle se décompose le principe sulfureux. Un bain Viguerie préparé à 35° renferme, d'après Filhol, 8 gr. 520 de monosulfure de sodium anhydre. Le malade est toujours sûr d'avoir, tous les jours, un bain également sulfureux, également actif, présentant les mêmes conditions de désulfuration excessivement lente. Le lecteur se demande à quoi est due cette double qualité du bain *Viguerie* constatée depuis longtemps déjà et grâce à laquelle, ainsi que l'écrivait, il y a quelques années, le Dr Auphan, le bain *Viguerie* restera toujours le bain *le plus sulfureux* et surtout *le plus uniformément sulfureux* de toute la chaîne des Pyrénées.

Il est intéressant de chercher à résoudre cette question. A quoi tient, à Ax, comme ailleurs, qu'il y ait des eaux sulfureuses plus ou moins fixes, d'autres plus ou moins rapidement décomposables ? Ainsi que nous l'avons dit et répété bien souvent, ce n'est pas quelques milligrammes de plus ou de moins de principes sulfureux qui importent, mais beaucoup plus l'aptitude à se transformer de telle ou telle manière et plus ou moins rapidement. L'aménagement thermal fait quelque chose sans doute, mais il faut encore tenir compte du génie naturel de l'eau. Le point le plus important de l'aménagement consiste à ne pas mélanger l'eau sulfureuse avec une eau de torrent quelconque, qui a le grave inconvénient d'être aérée et d'activer la décomposition du sulfure ; le second point résulte d'une dimension telle des tuyaux qu'ils soient constamment pleins. Toutes ces conditions de conservation ont été scrupuleusement observées dans l'aménagement du Bain *Viguerie* et l'on s'en est déjà rendu compte, bien suffisamment, si l'on a compris l'organisation du serpentin.

Mais en plus de cela, il y a un agent particulier de conservation, auquel on doit reporter surtout l'avantage de la fixité du monosulfure de sodium ; cet agent particulier est l'azote. Ce gaz existe en quantités vraiment énormes dans l'eau *Viguerie*, et tous les visiteurs de la source ont été très étonnés du bouillonnement perpétuel qui se produit dans la cuvette de captage. Quelques personnes se figurent que l'eau bout à gros bouillons d'où le nom donné par Pilhes, oubliant que la température ne dépasse pas 73°8. Le gaz qui s'échappe ainsi est de l'azote à peu près pur. Bien des médecins hydrologues ont voulu donner une importance très grande à la présence de l'azote, présence qui n'est pas du reste spéciale aux eaux sulfureuses. On a même essayé de créer une classe d'eaux azotées. Des médecins espagnols et des médecins de Cauterets ont entamé une campagne assez bruyante, en faveur de cet agent. D'après eux, l'azote donnerait aux eaux qui le renferment la qualité d'aliment réparateur et reconstituant auquel il faudrait, sans nul doute, attribuer l'effet de remontement bien connu par leur usage (Duhourcau, Daudirac). Pour le moment, nous laisserons ce côté de la question, de même que l'origine de ce gaz dans les eaux minerales. Après avoir rappelé qu'on a constaté des eaux azotées à grosses bulles et à petites bulles, concernant l'azote du Bain *Viguerie*, déclarons que, si ce gaz s'échappe à grosses bulles dans le bassin de captage,c'est à cause de la quantité même du gaz, en même temps que d'une décompression, pour ainsi dire, instantanée, que le phénomène se produit. Dans le bain, l'azote se retrouve naturellement en quantités moindres, sans pression, et vient se déposer sur le corps du baigneur, en bulles excessivement fines. Pour observer le phénomène, il faut, bien entendu, garder dans la baignoire le repos le plus complet. La présence de ce gaz communique au bain un effet topique qui n'est pas indifférent et sur lequel nous insisterons plus tard. C'est aussi, en grande partie, à l'azote qu'est due la faible altération des principes sulfureux. Pour bien faire, il faudrait soigneusement recueillir la totalité du gaz, au-dessus même de la cuvette de captage, dans un gazomètre qu'il serait très facile d'installer. La pression qui ne tarderait pas à intervenir, empècherait le dégagement, et l'eau sulfureuse, conservant tout son azote, conserverait ainsi beaucoup mieux son principe actif. Nous avons fait part de cette observation à l'intelligent régisseur de la Société Générale des Thermes, et nous ne doutons pas qu'il ne complète, avant peu, l'installation de la Source *Vigüerie*, à ce point de vue spécial.

Dans son étude, si remarquable sur les Eaux de

Luchon, le Dr Racine avait déjà exprimé le regret qu'on n'utilisat point, à Ax, les quantités énormes d'azote, émises par nos eaux sulfureuses. On pourrait, dit-il, s'en servir avantageusement comme traitement local et pour la conservation des eaux emmagasinées.

La buvette de la Source *Viguerie* n'a rien à envier aux eaux sulfureuses azotées les plus fameuses. Si l'on n'est pas encore d'accord sur les vertus du gaz, on peut toujours penser que le principe sulfureux trouve en lui un correctif des plus utiles sans que ses propriétés thérapeutiques se trouvent en quoi que ce soit amoindries.

Les hydrologues paraissent d'acord pour déclarer que ce gaz est emprunté à l'air atmosphérique. Ce n'est nullement notre avis. Si l'air atmosphérique entrait en conflit avec les eaux sulfureuses à un moment quelconque de leur ascension, il n'y aurait plus d'eaux vraiment sulfurées sodiques. C'est du reste ce qui arrive pour beaucoup de sources sulfureuses qui n'arrivent alors que *sulfureuses dégénérées*. à la surface du sol. Ce sont justement celles qui n'ont plus d'azote, et sont plus ou moins hydrogénées, oxygénées et carboniques. Voir pour plus de détails notre travail sur l'origine des Eaux thermales, travail qui n'est pas du reste achevé (1).

Après avoir étudié la Source *Viguerie* au point de vue de la fixité de son sulfure de sodium, grâce

(1) *Ax-Thermal*, année 1895.

auquel, d'après Garrigou, le bain préparé avec son eau est le bain sulfuré le plus actif des Pyrénées, nous serons plus bref sur les autres principes minéralisateurs. Son alcalinité est représentée, d'aprés Filhol, par 0,077. C'est un des chiffres les plus élevés obtenus dans la station. En revanche c'est une des plus pauvres en matière organique, et c'était facile à prévoir. L'alcalinité est due principalement aux carbonates, et il est très possible que la soude caustique s'y trouve à l'état libre, ce qui expliquerait la vivacité, souvent observée, de l'action topique sur la peau malade. Longchamp admettait la présence de la soude caustique. Elle apparaît dans l'eau sulfureuse à mesure que le monosulfure préexistant se décompose, donnant lieu à un dégagement de HS et de sulphydrate avec excès de soude caustique à l'état momentané de liberté.

L'électricité fournie par la Source *Viguerie* est très fortement accusée par le galvanomètre. Suivant l'observation du professeur Garrigou, les deux électrodes étant plongés dans l'eau *Viguerie* à sa température de 73°, on observe une forte déviation de l'aiguille du galvanomètre vers la droite. L'aiguille frappe vigoureusement l'arrêt, et se fixe insensiblement à 65° pendant quelques minutes. Si l'on met un électrode dans l'eau du torrent et l'autre dans l'eau *Viguerie*, la déviation de l'aiguille du galvanomètre se fait à gauche avec une intensité assez forte. Il y a, par conséquent, dégagement d'électricités différentes.

Sans doute aussi, notre eau si azotée de la source Viguerie contient de l'*argon* et de l'*hélium*. comme beaucoup d'eaux thermo minérales, et surtout comme le groupe des *azoades* des Pyrénées. Mais, on n'est nullement fixé, pas plus sur l'action de l'azote que sur celle des autres gaz, nouvellement révélés par l'analyse spectroscopique ; on ne sait pas davantage, si ces principes ont même une action quelconque ; contentons-nous de signaler le fait et surtout d'apprécier le role de l'azote donnant de la fixité au principe sulfureux et agissant *topiquement* sur la peau pour modérer l'activité de l'eau sulfureuse.

A côté du bassin de captage de la source Viguerie, se trouvent installées une étuve en caisse et deux étuves locales, et, un peu plus loin, une salle de humage. Ces installations diverses sont alimentées par l'eau du *Puits Orlu*, amenée de l'autre côté de la rivière par un système de pompe des plus ingénieux. Cette eau du *Puits Orlu*, fait vraiment le pendant de la source *Viguerie*, avec une température et une sulfuration un peu moins forte. L'élévation au moyen d'une pompe n'a rien de défavorable pour l'emploi auquel cette eau est destinée, car elle favorise au contraire le dégagement d'hydrogène sulfuré que l'on recherche pour le *Humage*.

Avant peu, l'Etuve du *Teich*, dont la température se rapproche de 50°, sera remaniée et installée dans des conditions plus favorables. Elle sera alimentée par l'Eau de la *Grande Pyramide*, qui, ainsi que nous l'avons déjà indiqué, sourd du sol même de l'établissement, dans une cabine du *Bain Astrié*. Sa température à 68° est bien suffisante, son abondance est de 69.000 litres. Elle présente surtout l'avantage de monter beaucoup plus haut que l'eau du *Puits Orlu,* et la hauteur de chute ne sera pas indifférente dans l'émission des vapeurs hyperthermales.

A propos de l'installation du humage M. Ménelon a montré, une fois de plus, son talent de mécanicien. Il a bien voulu nous livrer la note suivante sur sa création d'appareil de humage à Ax :

DESCRIPTION DE L'APPAREIL DE HUMAGE

« L'appareil de humage a tout à fait l'aspect d'une lampe modérateur munie de son globe, posée sur un guéridon.

« Il se compose d'un socle ou piédestal creux en fonte, émaillé intérieurement, revêtu d'une enveloppe en bois qui en l'ornant lui conserve sa chaleur. Ce piédestal est placé sur un immense bassin d'eau sulfureuse et recouvert d'une tablette carrée, en marbre blanc, sur laquelle repose l'appareil proprement dit.

« Ce petit appareil se compose d'un corps de lampe en nickel dont le verre, tube d'aspiration, est articulé à une sphère mobile qui tient la place du globe de la lampe ; l'extrémité de ce tube en nickel porte une embouchure mobile en faïence (1). Cette articulation permet de mettre l'embouchure à la hauteur de la bouche du malade ; de plus, et pour faciliter encore cette mise au point, le tube qui porte la sphère peut se mouvoir dans le corps de la lampe dans le sens vertical et horizontal ; il se fixe par le serrage à la main d'un écrou agissant sur une bague conique fendue.

« Enfin la quantité de vapeur admise dans l'appareil, et par suite sa température, sont réglées au gré du malade par une clé actionnant une valve qui ouvre plus ou moins l'orifice d'admission de vapeur. »

LA SOURCE JOLY

Après les longs développements consacrés à la Source Viguerie, nous serons beaucoup plus bref sur le chapitre de la Source Joly. Elle fut découverte dans le sol même du *hall* actuel, à peu de distance de la Source *Viguerie*, pendant les travaux nécessités par le captage définitif de cette dernière en 1863. Ce fut une acquisition très précieuse, car sulfureuse forte à un degré plus élevé même que la Source *Viguerie*, 0,0232 au lieu de 0,0226, elle présente un avantage qui a fixé immédiatement son emploi définitif. D'une altérabilité plus

(1) Cette embouchure mobile est celle de l'ingénieux appareil du Dr Moura, *le bocalrhine*, qui rend, à domicile, de si bons services pour les maladies aiguës ou chroniques de tout l'appareil respiratoire.

grande, elle donne lieu à une production plus abondante d'hydrogène sulfuré, production encore favorisée par le mode d'emploi qui est la pulvérisation. La Source *Joly* est, en effet, uniquement consacrée à toutes les variétés de douches pulvérisées. Le Teich présente aujourd'hui une série de salles et d'appareils sur lesquels M. Ménelon va encore nous fournir des renseignements du plus grand intérêt. Pour le moment, contentons-nous de dire que la Source *Joly* appartient au groupe des Eaux sulfureuses sulfhydriquées, se rapprochant ainsi, par ses aptitudes de transformation, de la *Grande sulfureuse* du Modèle et de la *Source Filhol* du Breilh. Il est regrettable que son débit, qui n'est que de 8 342 litres, n'ait pas permis de l'utiliser pour le humage, pour lequel elle semblait surtout s'adapter très bien. Pour l'ensemble de ses autres caractères, elle se rapproche beaucoup de la source *Viguerie*, dont elle semble d'ailleurs être un filon divergent. Sa température est un peu moindre, à tout près de 70°. Les manipulations multiples auxquelles est soumise l'eau de la Source *Joly* ne nuisent en rien aux effets topiques et d'inhalation que l'on recherche. On assure, grâce à elles, une rapide production d'hydrogène sulfuré ; cette production est encore assurée par la projection des jets filiformes, sur le tamis, la palette ou la coupe. N'étudiant maintenant que les sources et les appareils dans lesquels elles sont utilisées, nous remettons à plus tard ce que nous avons à dire des douches pulvérisées au point de vue de leurs applications thérapeutiques, et nous laissons la parole à M. Ménelon.

SALLE DES DOUCHES PHARYNGIENNES

Appareils de pulvérisation

« La salle des douches pharyngiennes est située au 1er étage du pavillon (aile droite) de l'établissement, on y accède par un escalier qui communique avec la grande galerie-promenoir et par une porte postérieure située au niveau du parc. Elle renferme 12 appareils symétriquement placés; un lambris en marbre blanc de 0m60 de hauteur, posé sur les tables, fait le tour de la salle; à la partie supérieure du lambris et en regard de chaque appareil se trouve une petite rosace portant un crochet destiné à recevoir la montre du malade, qui peut ainsi lui-même régler la durée de sa douche.

Les douches pulvérisées sont alimentées par la source *Joly* (70°), dont le point d'émergence est situé dans la galerie-promenoir. Pour obtenir la pression nécessaire à la pulvérisation, l'eau est élevée au moyen d'une pompe dans une cuve en fonte hermétiquement fermée pour lui conserver ses principes sulfureux, et recouverte extérieurement d'une enveloppe en bois pour lui conserver sa thermalité. Le niveau supérieur de l'eau est à dix mètres au-dessus des appareils. — Un tuyau en fonte à 2 compartiments est placé au centre et à l'intérieur de la cuve ; l'un des compartiments donne passage au tuyau élévatoire et l'autre sert de trop plein.

La cuve, posée sur une tour creuse en maçonnerie, est facilement visitée par-dessous ; là sont d'ailleurs adaptés tous les tuyaux de prise d'eau.

Parmi tous les tuyaux qui partent du fond du bassin deux à deux, l'un d'eux se rend directement et conduit l'eau chaude au *robinet mélangeur,* tandis que l'autre, qui est serpentiné dans son trajet, fournit l'eau froide. L'eau donnée par les appareils est donc toute sulfureuse. Ces deux tuyaux *(le chaud et le refroidi)* aboutissent par des raccords mobiles à un robinet mélangeur dont le but est de régler la température de l'eau à introduire dans les appareils de pulvérisation.

Le *robinet mélangeur,* qui a la forme d'un Y, est composé de 2 robinets porteurs, à la partie supérieure de la clé, d'un petit engrenage ; un pignon, placé entre les deux et mis en mouvement par une poignée, actionne les deux engrenages en sens inverse et ouvre l'orifice de l'un des robinets, d'autant qu'il ferme l'autre. Cette disposition permet, comme il est facile de le voir, d'obtenir vite la température demandée et surtout une pression constante. Un disque émaillé, recouvrant les engrenages, indique, par une aiguille parcourant les graduations, la température de l'eau. L'eau arrive dans une sphère où s'opère le mélange et à la suite de laquelle se trouve un robinet de vidange muni d'un thermomètre destiné à mesurer la température obtenue. Le tuyau qui distribue l'eau aux appareils est adapté par un raccord mobile à la sphère.

« Les appareils de pulvérisation, quoique ressemblant de prime abord aux appareils du même genre, en diffèrent cependant d'une façon notable.

D'abord, un arrêt adapté au robinet d'adduction permet au malade de s'assurer et de sentir avec la main si le robinet est ouvert ou fermé.

Une articulation verticale laisse à l'appareil le moyen de pivoter horizontalement sur lui-même, offrant ainsi au malade toute facilité pour prendre la position qui lui convient le mieux. Cette articulation, jointe aux nombreuses genouillères communes aux instruments de ce genre, donne aussi toute facilité pour le mettre à la portée des personnes grandes ou petites. Chaque genouillère est serrée et immobilisée par une vis à tête plate qui se manœuvre facilement avec les doigts.

Le nez corbin, porteur de l'embout, est fixé sur l'appareil par un écrou mobile à oreilles qui permet d'amener sans tâtonnements le jet filiforme au milieu de la palette ou au centre du tamis.

La mobilité dans le sens horizontal de la tige portant la palette ou le tamis, en permettant aux personnes à poitrines avantageuses de s'approcher de la table, les empêche de se mouiller.

Enfin la réunion de la palette et du tamis aux extrémités d'une même tige, montée sur une coulisse munie de deux vis de serrage, permet de donner alternativement,sans perte de temps et par un simple mouvement de rotation, la douche à la palette ou au tamis. Il est d'ailleurs facile, par une manœuvre des plus simples et des plus rapides, de donner successivement la douche nasale, faciale, oculaire, auriculaire et d'appliquer à l'extrémité du nez corbin l'embout à jet filiforme, l'arrosoir, la coupe.

Chaque appareil est fixé sur une jolie table en marbre blanc par-dessous laquelle sont adaptés les tuyaux d'adduction et d'évacuation.

Tous les organes composant cette installation sont agencés avec des raccords mobiles à écrou rendant le démontage et la réparation faciles ».

LES BUVETTES DU TEICH

Les buvettes du Teich sont au nombre de cinq. Deux sont alimentées par des Sources déjà étudiées, *Eau Bleue* et *Viguerie*. La première constitue une boisson complètement désulfurée, qui puise dans des proportions notables d'hyposulfite de soude, des qualités dépuratives remarquables, accentuées encore par les carbonates et les silicates alcalins. De toutes les sources d'Ax, soumises à l'analyse, c'est celle qui, d'après Willm, renferme les proportions les plus grandes de carbonate de calcium. Le principe calcique est loin d'être indifférent ; il contribue, entr'autres choses, à la digestibilité de l'eau,qui risquerait d'être lourde par la présence de l'hyposulfite. L'observation de chaque jour démontre que la plupart des estomacs la digèrent très bien, malgré les abus qui se commettent parfois, car certaines personnes la boivent même au repas, ce qui n'est pas à conseiller. Refroidie, elle est beaucoup moins digestible, et nous avons observé des flux dyssentériques que des ingestions excessives d'*Eau Bleue* avaient certainement provoqués. *Ne quid nimis.* Il ne faut pas demander à cette buvette une action quelconque sur l'intestin, en dehors d'une légère constipation, mais simplement des décharges urinaires très appréciables et peut-être une suractivité des fonctions de la peau et des glandes salivaires. Les reins paresseux, mais non altérés, subissent une stimulation des plus favorables, grâce à laquelle la quantité des urines se trouve augmentée, en même temps que le chiffre des matériaux solides. Toutes les manifestations morbides, sous la dépendance d'un ralentissement de la nutrition, se trouvent bien d'un pareil lessivage. C'est une des buvettes de choix pour les arthritiques, rhumatisants ou goutteux, et, grâce à son hyposulfite de soude, elle doit aussi rentrer dans les formules balnéothérapiques à l'usage des syphilitiques. Comme avec l'*eau de Longchamps*, les graveleux peuvent avoir une poussée salutaire, grâce à laquelle les éliminations copieuses de sables, de gravelle et même de petits calculs les débarrassent pour longtemps de leur lithiase rénale. Il est bon de ménager, dès le début, les susceptibilités particulières et d'éviter une véritable colique néphrétique, qui serait médiocrement appréciée par le patient. G. Astrié a parfaitement résumé les propriétés de l'*Eau Bleue*, qui serait, d'après lui, diurétique, dépurante, légèrement tonique et favorisant l'émission de petits graviers. L'*Eau Bleue*, prise à l'intérieur, se trouve grandement aidée dans son œuvre d'élimination et de dépuration par le bain et la douche, appropriés au tempérament du malade et à la localisation du moment.

Si l'on veut bien compléter la cure, il faut surveiller l'état *gastrique* et ce qu'on à dénommé tout récemment, l'*hépatisme*. On pourvoiera aux indications fournies par ces modalités qui dominent l'*arthritisme*. Sans cela le rôle du médecin et la cure thermale, risquent d'être insuffisants.

*
* *

SOURCE VIGUERIE

La Source *Viguerie* refroidie est encore peu utilisée. Ici, c'est l'embarras des richesses. Cependant, sa sulfuration élevée et fixe, sa richesse en azote, qui n'a rien à envier aux eaux de Barèges, de Bonnes ou de Cauterets, en fait un médicament énergique chez les déprimés, les lymphatiques, les torpides, les sujets à hypotension habituelle, non éréthiques, chez tous ceux, candidats éventuels à la tuberculose, qui ont besoin, suivant les idées du grand phtisiologue Pidoux, de *suracidifier* de *surasoter* leurs humeurs, afin de les rendre d'une réceptivité moindre, vis-à-vis du bacille de Koch. Malheureusement, la température de la Source *Viguerie* ramenée à 24°, n'est pas très favorable pour en faciliter la digestion. Pour le moment, il est bon de la couper, suivant les indications, avec une des buvettes voisines dont la température est plus favorable. Il sera, dans tous les cas, très facile d'avoir, quand on le voudra, une buvette *Viguerie* à température plus élevée. On aura eu soin, également, de lui conserver une proportion plus considérable de son azote, ce qui sera facile. Alors on aura sous la main une buvette sulfureuse forte et azotée dont les applications pourront être plus étendues qu'elles ne le sont pour le moment.

Il nous reste à parler des deux buvettes de *Saint-Roch* et de l'eau *Patissier*. L'eau de *Saint-Roch* à droite, à l'instar de la *Petite Sulfureuse* du Breilh, dite *Miraculeuse*, a été aussi appelée *Merveilleuse*. Gintrac père, l'éminent médecin Bordelais, qui est venu étudier sur place les Eaux d'Ax, comme tant d'autres praticiens distingués de Bordeaux et d'ailleurs, la rapproche de la célèbre *Raillère* de Cauterets, Elle naît derrière le Teich, sur le versant de la montagne, un peu plus haut que le petit château d'eau, dans lequel on refoule la Source *Joly*. Jusqu'en 1863, la Source *Saint-*

Roch de l'Ouest et sa voisine de l'Est, constituaient, dans le lieu même où elles étaient captées, une buvette géminée des plus pittoresques. Mes souvenirs d'adolescent me rappellent fort bien la physionomie de la double fontaine avec son tertre gazonné, son banc de pierre demi circulaire et son rond-point, pèlerinage bi-quotidien de nombreux buveurs, croyants fidèles aux vertus de *Saint-Roch*. La fontaine du *Coustou* donne encore aujourd'hui, à certaines heures, une idée de ce qui se passait à Saint-Roch ; mais la buvette du *Coustou* est située dans une ruelle, et le pittoresque est tout différent. En 1863, on trouva plus commode de centraliser toutes les buvettes dans le même local et l'on put ainsi modérer l'intempérance de certains buveurs. Les deux *Saint-Roch* furent descendues au rez-de chaussée de l'Etablissement, presque à l'endroit où elles se trouvent actuellement. La Source *Saint-Roch*, à droite, ou de l'Ouest, pouvait d'autant mieux supporter la descente, que sa température excessive de 50°, a pu être ainsi ramenée à un degré plus raisonnable qui varie de 35° à 42°. La quantité de sulfure de sodium s'élève, d'après Willm, à 0,0174. Elle est assez alcaline, mais très pauvre en matière organique. Il est probable que cette lymphe minérale a subi quelque transformation dans sa *crase* intime, car Astrié la déclare très *glairineuse*, et comme conséquence, *douce* et *diurétique*. C'est au contraire, de toutes les eaux d'Ax, une des plus actives et qui risque le plus de donner la poussée thermale, incident de la cure que nous épargnons, le plus possible, à nos clients, alors que nos prédécesseurs, à l'exemple de Bordeu, croyaient souvent de leur devoir de la provoquer.

Excellent modificateur de la scrofule, elle s'emploie aussi avec un résultat très appréciable dans les tuberculoses torpides, superficielles et périphériques. Elle doit être soigneusement évitée à tous ceux pour lesquels l'envahissement bacillaire menace les cavités splanchniques ou les centres nerveux. Nous avons vu un enfant chez lequel le processus méningitique évolua aussitôt après une cure thermale, pendant laquelle des bains trop énergiques et des ingestions d'eau de *Saint-Roch* avaient très certainement servi d'agents provocateurs. Certains bains, certaines eaux, ne devraient être délivrés que sur ordonnances du médecin.

***

Nous ne dirons rien de la Source *Saint-Roch* à gauche, simple bouillon atténué de sa voisine qu'elle sert, souvent, à mitiger. Il nous reste quelques mots à dire sur la dernière buvette, anciennement appelée n° 5 ou du *petit robinet,* à laquelle on a donné le nom de *Patissier,* en l'honneur du médecin hydrologue, qui visita la station et s'intéressa à sa prospérité. D'un faible débit qui ne dépasse pas 500 litres par 24 heures, d'une température de 35°, sa caractéristique est d'être très faiblement sulfureuse(0,0022). Très digestible et nullement excitante, elle offre, grâce à son titre sulfhydrométrique très peu élevé, l'avantage de pouvoir être donnée à ceux même pour lesquels on redoute l'action énergique d'une eau sulfureuse. Des baigneurs habitués aux Eaux de Cauterets ont retiré de l'usage de la buvette *Patissier* les mêmes effets *eupeptiques* qu'ils avaient obtenu avec Mauhourat. Sulfureuse faible comme l'eau *Pilhes* du Couloubret, si l'action de cette dernière est surtout *béchique*, celle de *Patissier* est *gastrique* et *intestinale*, suppléant, chez quelques malades, l'usage de l'eau de Foncirgue ou d'Alet.

Nous avons fini ce que nous avions à dire sur les sources du Teich. Nous allons passer maintenant à l'étude de leurs applications thérapeutiques.

APPLICATIONS THÉRAPEUTIQUES

BAINS BOULIÉ

Après tous les détails, d'ordre physique et chimique, dans lesquels nous sommes entré au sujet des sources du Teich et de son arsenal balnéothérapique, il nous reste à déterminer le cadre des indications thérapeutiques. Les trois sections de bains présentent des différences bien tranchées et s'adressent à des groupes variés d'état morbides. Entre le bain *Boulié*, alimenté par l'*Eau Bleue* désulfurée et alcaline et le bain *Viguerie* desservi par une eau sulfureuse forte et d'une fixité remarquable, il y a naturellement antagonisme d'action et par suite d'indication. Le premier est essentiellement sédatif et dépuratif. Il trouve son emploi dans l'arthritisme y compris celui qui tend vers la goutte. Aidé de la boisson de même nature, il régularise les éliminations par la peau et les reins ; il modère les irritations polymorphes du revêtement cutané chez tous ceux dont les dépurations complémentaires, — sans parler des défaillanees du foie, antiseptique ou infectieux, suivant son état, — obligent la peau à sécréter des produits, anormaux par la qualité, excessifs par la quantité. Ces arthritiques qui se trouvent bien de l'*Eau Bleue* sont souvent des surmenés du système digestif, avec troubles corrélatifs plus ou moins définis de la circulation et de l'innervation. Ce sont des ralentis d'une nutrition, poussée trop longtemps à un taux plus que physiologique, des intoxiqués par des produits peu solubles d'une désassimilation incomplète. Plus ou moins dilatés de l'estomac, plus ou moins atteint d'*hépatisme*, ils présentent aussi ce qu'on est convenu d'appeler de la pléthore abdominale. L'*Eau Bleue*, employée suivant les règles, *intus* et *extrà*, combinée avec une hydrothérapie modérée, convient à tous les diathésiques de cette espèce, en perpétuel état d'imminence morbide auquel s'ajoute celui d'hypertension vasculaire, ou nerveuse, ou encore, les deux combinés. Le régime, une hygiène appropriée, une surveillance spéciale du système digestif, qu'on entretiendra aussi peu septique que possible, tout cela complètera très à propos le *modus vivendi*. Notez que l'air de nos montagnes et notre altitude si favorable à 715 mètres sont un élément de la cure.

On conseillera aussi l'*Eau Bleue* et le bain *Boulié* aux femmes de souche arthritique et herpétique, atteintes de douleurs erratiques, de névralgies, de poussées congestives variées, y comprises celles vers la peau, à un état d'ailleurs subaigu et chronique : prurigo, eczéma, urticaire, acné, furonculose. Ces malades sont quelquefois atteintes de lithiase biliaire ou rénale : elles ont à supporter des utérus lourds avec des cols granuleux et leucorrheiques ; ce sont des sujets prédestinés, dans un avenir plus ou moins lointain, aux dystrophies de tout ordre, aux scléroses, aux néoplasmes. Chez tous ces malades — *bradytrophiques* en langage de l'école, — on doit continuellement chercher à ramener la nutrition viciée au type normal, à combattre les effets et encore mieux les causes de l'auto-intoxication, afin de mettre l'organisme mieux en état de résister aux invasions microbiennes. Pour cela, rien de mieux que la médication thermale, ce modérateur, par excellence, de tous les grands processus morbides. Il faut qu'on soit bien pénétré de cette idée que les eaux minérales ne se contentent point d'atténuer l'état présent, mais encore qu'elles mettent à l'abri des maladies infectieuses pour un temps plus ou moins long, et des dégénérescences organiques futures, dans une mesure fort appréciable. En ce qui concerne l'influenza, en particulier, nous nous sommes livré depuis 1890 à une enquête, dont le résultat a été que tous ceux qui avaient suivi un traitement thermal régulier, avaient complètement échappé à l'épidémie ou avaient été atteints très légèrement. Depuis longtemps, nous savons d'ailleurs que les catarrheux, les bronchiteux passent un bien meilleur hiver, quand ils on pu suivre la cure d'eaux qui leur convient. Les médecins de Cauterets ont, maintes fois, appelé l'attention sur ce point spécial qui ne fait pas l'ombre d'un doute.

Faire une saison équivaut presque à contracter une assurance, non seulement contre le groupe morbide pour lequel on a poursuivi la cure, mais encore contre la maladie en général. Toutes nos eaux minérales produisent ce que Bordeu appelait un remontement général, et par suite exaltent le dynamisme vital grâce auquel nous luttons avec succès contre les ennemis du dehors, et ceux encore plus redoutables de nos milieux intérieurs. Il est une condition *sine quâ non* pour assurer le contrat d'assurance contre la maladie, c'est que la station choisie et le traitement suivi s'accordent avec la maladie, avec la constitution, avec le tempérament, avec même l'idiosyncrasie, ce je ne sais quoi si particulier, qui oblige à tant de réserve, à tant de prudence dans l'application des choses de la médecine. Il ne suffit nullement, en effet, d'aller se baigner n'importe où, n'importe comment.

Après cette digression que nous ne croyons pas inutile, nous dirons pour terminer ce que nous avons à dire de l'*Eau Bleue,* qu'elle est aussi utile dans les catarrhes des voies urinaires que dans ceux des organes génitaux, et que ses effets stimulants sur les reins la font employer avec beaucoup de succès dans les diathèses goutteuses et graveleuses.

BAINS VIGUERIE

Si le bain *Boulié*, appuyé de la buvette d'*Eau Bleue,* correspond à l'arthritisme, le bain *Viguerie* s'adresse à la scrofule et à presque toutes ses modalités qui sont innombrables. Le bain *Viguerie* est un des types les plus remarquables de bain sulfureux. Avec lui, peuvent s'obtenir tous les effets de la médication thermale sulfureuse. Si nos eaux alcalines désulfurées agissent principalement sur les organes dépurateurs, reins, foie, peau, stimulant l'élimination des déchets nuisibles qui encombrent l'organisme, nos eaux sulfureuses produisent surtout leurs effets sur les grandes fonctions de l'organisme, assimilation, circulation, innervation. Bien entendu, de tels effets ne doivent être recherchés et ne seront, du reste obtenus que chez les sujets chez lesquels le traitement sulfureux est nécessaire. Ceci n'est pas indifférent à rappeler à propos d'un agent aussi énergique que le bain *Viguerie*. L'appétit est augmenté, la digestion est plus rapide, les diverses sécrétions sont accrues, le cœur bat moins vite mais plus fort, la pression des artères est augmentée, les centres nerveux manifestent une activité plus grande. Les urines traduisent cette stimulation de toutes les fonctions de l'organisme par une plus forte proportion d'urée et d'acide urique. Comme le disait Pidoux, l'eau sulfureuse *surasote* les humeurs. Loin d'avoir seulement une action superficielle ou périphérique, comme le pense Durand-Fardel, la médication thermale sulfureuse présente à l'observateur une action profonde, vraiment *eutrophique* et par suite *antidyscrasique* ou *antidiathésique,* stimulant les cellules et modifiant les plasmas. Inutile de dire qu'il ne faut pas exagérer la cure, sans quoi les méfaits du soufre, dont on a singulièrement abusé, pour éloigner les baigneurs des stations d'eaux sulfureuses, se traduisent pour les malades par des symptômes désagréables et pénibles. Nous épargnons aujourd'hui aux baigneurs ce que nos anciens recherchaient sous le nom de fièvre ou de poussée thermale. Celle-ci, à laquelle nous consacrerons bientôt tout un chapitre, se traduit par des dérangements variés du système digestif et de ses annexes, par de l'accélération dans la circulation et la respiration, par des sueurs, des éruptions, par de l'insomnie, de l'agitation. Un sentiment de courbature généralisée de dépression intellectuelle et physique prend la place de l'action tonique, du remontement général, du bien être, seuls effets que l'on doit chercher à obtenir.

Cela ne veut pas dire que même dans la cure la mieux conduite, il ne puisse se passer quelques phénomènes bien connus qui ne doivent inquiéter ni le baigneur ni le médecin. Ainsi, dans les premières périodes du traitement, le bronchiteux voit accroître sa toux et son expectoration présente plus ou moins un peu de dyspnée, voire même une crise asthmatiforme que l'on doit considérer comme un des moyens d'auto-défense d'un organisme qui décharge ses toxines, comme il peut; ainsi, l'arthritique, l'herpétique, le syphilitique voit se réveiller quelques douleurs, quelques poussées vers la peau, les articulations et les reins. Trousseau estimait que cette irritation substitutive était un des éléments d'action des sulfureux ; aujourd'hui, nous interprétons ces phénomènes comme l'effort de l'organisme qui cherche à éliminer les produits toxiques ou infectieux localisés dans des tissus, des organes devenus *pars minoris resistentiæ*. Il ne s'agit pas de provoquer l'orage, mais au contraire de le canaliser, de le dériver, ainsi que nous l'expliquons plus loin. Il passera ainsi à peu près inaperçu. Les douches seront d'ailleurs utiles pour corriger les incidents susceptibles d'être provoqués par les bains et surtout par la boisson.

Le bain *Viguerie* présente tous les avantages de la médication reconstituante et tonique avec l'agrément de ne provoquer que très rarement une stimulation excessive, à la condition qu'on règle, comme il convient, sa température et sa durée. Il doit cette précieuse qualité au fait qu'il est exempt de tout mélange d'une eau étrangère et que la présence de l'azote corrigeant l'effet topique, atténue une excitation superficielle inutile, sans nuire toutefois à l'action profonde, *trophique* et *dynamique*.

Tous les sujets lymphatiques et scrofuleux, quelques soient les accidents qu'ils présentent, trouvent dans le bain *Viguerie* un puissant remède. Pendant de longs siècles,la médication thermale sulfureuse fut considérée comme le meilleur remède de la diathèse scrofuleuse. Depuis vingt ans, les eaux chlorurées sodiques ont essayé de monopoliser le traitement de la scrofule. On commence à revenir un peu de cet engouement. La multiplication des établissements salins ne nuira pas à une appréciation plus rapprochée de la réalité. Telle station fameuse s'aperçoit déjà que la roche Tarpéienne est proche du Capitole. Certes, nous n'avons pas la prétention de nier les puissants effets des bains salés additionnés ou non d'eaux mères, mais ces puissants effets peuvent être obtenus partout sans aller les chercher aux sources mêmes. Le professeur Garrigou a enseigné, depuis longtemps, tout le parti qu'on pouvait tirer du sel et des eaux mères transportées. Nous même, les avons employés à Ax avec grand profit pour les malades. Autant le principe sulfurè est altérable, autant ceux des eaux chlorurées sont fixes et se conservent indéfiniment. La thermalité ne joue chez elles qu'un rôle secondaire, les plus riches sont froides. De plus, les chlorurées sodiques présentent des contre indications dans la scrofule, tandis qu'à vrai dire, les sulfureuses n'en présentent que fort peu, et dans le cas où une contre indication existerait pour ces dernières, c'est qu'elle existerait très probablement pour toute médication thermale.

Nous concédons que la mer et les chlorurées sodiques constituent le plus puissant agent de l'état diathésique, d'une façon générale, mais combien de localisations, d'origine strumeuse, ne peuvent supporter l'eau salée et même le climat maritime ! Du côté de la peau, en particulier, le bain *Viguerie* revendique le traitement de toutes les gourmes, de toutes les scrofulides bénignes ou malignes, superficielles ou profondes, celui de l'impetigo, de l'ecthyma et même du lupus dont l'évolution est du reste si variable. Pour les adénites si, tant qu'il n'y à pas de suppuration, les chlorurés sodiques triomphent plus aisément, dès qu'elle sont suppurées, le soufre reprend ses droits. Il en est de même des manifestations osseuses et articulaires. Quand elles sont arrivées à l'état chronique, tant qu'elles se maintiennent sans suppurations, les chlorurées sodiques gardent leur prépondérance. Dès que la fonte est survenue avec les trajets fistuleux et les abcès secondaires, la médication sulfureuse l'emporte à son tour. Au deuxième Congrès d'Hydrologie nous avons écouté avec grand intérêt une communication très intéressante d'un médecin militaire qui avait successivement dirigé l'hôpital de Barèges et de Bourbonne. Ses statistiques étaient tellement évidentes en faveur de Barèges que je crois qu'on ne dirige presque plus sur Bourbonne les manifestations ostéo arthritiques de nature scrofuleuse.

Si la mer et les chlorurées sodiques modèrent le processus de la scrofule, plus sûrement peut-être que la médication sulfureuse, à coup sûr le soufre garde sa prépondérence pour amender les accidents les plus graves, pour lesquels on serait, sans elle, obligé d'avoir recours à la chirurgie, cette *ultima ratio*.

Il y a longtemps que l'ancien inspecteur Alibert a écrit que *nos bains et nos douches amendent les maladies articulaires de nature scrofuleuse, abaissent et flétrissent les callosites d'ulcères fistuleux, facilitent la sortie du pus, le travail de la carie, l'élimination des séquestres, la fonte des masses tuberculeuses des os*. Je ferai observer qu'il y a déjà plus de quarante ans qu'Alibert reconnaissait ainsi le lien intime qui réunit la scrofule et la tuberculose. Il ajoutait aussi que, pour guérir ces malades, il fallait les saturer d'eaux sulfureuses, pour lesquelles d'ailleurs ils présentent une tolérance extraordinaire.

Ceci nous sert de transition avec la question délicate du traitement de la tuberculose pulmonaire par les eaux sulfureuses. Si la présence du bacile de Koch, dans la plupart des manifestations strumeuses, mêmes dans celles d'apparence la plus bénigne, telles que les engelures, permet d'englober la scrofule et la tuberculose dans le même groupe pathologique, quelles différences dans l'évolution des accidents d'une diathèse unique? Combien de scrofuleux qui ne deviennent jamais phtisiques, combien de phtisiques qui n'ont jamais paru scrofuleux. Le professeur Grancher a du reste démontré la parfaite bénignité, la très fréquente curabilité du processus tuberculeux. Alors que la scrofule évolue avec une lenteur qui permet aux médications et au traitement chirurgical d'aboutir à un succès plus ou moins complet, combien de fois la tuberculose, proprement dite, évolue avec une allure de maladie virulente, infectieuse, contre laquelle nul traitement ne peut aboutir à une amélioration quelconque, ne peut retarder d'un jour la fatale échéance! Ce n'est certes pas à cette forme de tuberculose que la médication sulfureuse peut s'adresser, pas plus qu'aucune autre, d'ailleurs, mais à la forme torpide, sans grande réaction fébrile, n'ayant compromis ni le système nerveux ni le système digestif. Cette forme de tuberculose survenant, le plus souvent, chez des sujets lymphatiques et scrofuleux, ayant déjà offert la série ascendante des accidents de la diatèse, n'est pas, à vrai dire, une maladie qui commence, mais une maladie qui finit. C'est chez ces malades que la phtisie s'établit silencieusement sans secousses, presque sans fièvre; c'est justement chez ceux-là, que la médication sulfureuse rend de grands services, et les maintient si longtemps dans un état de santé, tout au moins relatif, que quelquefois ils arrivent à survivre à leurs tubercules. Le bain *Viguerie* employé court avec un thermalité bien réglée, qui doit, presque toujours, être fixée autour de 32°, l'usage méthodique de nos excellentes buvettes telles que l'eau du *Coustou*, de *Pilhes* ou de la *Petite Sulfureuse*, donnent dans ce mode de tuberculose, lentement chronique, de bons résultats, bien appréciés des malades qui se raniment autant au moral qu'au physique et se raccrochent, de nouveau, à une espérance qu'ils n'avaient plus. Tous les ans, un certain nombre de phtisiques du premier et deuxième degré passent dans notre station. Nos eaux provoquent très rarement des hemoptisies. Nous avons connu cependant plusieurs malades qui commettaient de singuliers abus de buvette que nous avions de la peine à réprimer. La plu part ont pu achever leur cure sans accidents, partaient contents et remontés et revenaient plusieurs années de suite. Le traitement hydrothérapique, d'ailleurs modéré, par pédiluves, bains ou douches, corrige ce qu'aurait pu avoir d'excessif, de trop copieuses ingestions d'eaux sulfureuses.

Si le bain *Viguerie* rend de signalés services dans la scrofule et la tuberculose, combien plus est-elle utile pour garantir de ces accidents diathésiques les enfants et les jeunes gens qui par suite de leur constitution native, de l'hérédité ou des maladies antérieures, semblent avoir leur organisme prédestiné à l'invasion du redoutable bacille. Un enfant d'ordinaire bien portant ne se remet que difficilement après la rougeole, l'influenza ou la coqueluche. Il s'enrhume avec facilité, l'adénopathie bronchique persiste. Envoyez-le dans nos montagnes suivre une cure. Comme disait l'ancien inspecteur Astrié, il vous rapportera de bonnes nouvelles de nos eaux et le terrain, essentiellement tuberculisable sinon déjà bacillisé sera modifié et au bout de quelques années deviendra réfractaire ou stérile.

Voici une jeune fille chlorotique et aménorrhéique. Trop souvent elle présente en même temps un premier degré de scoliose d'origine musculaire, où même rachitique, chose plus grave. Elle a inutilement absorbé toutes les préparations de fer et de quinquina plus ou moins phosphatées, on lui a, non moins inutilement, ordonné, douches froides, bains de mer ou draps mouillés, sans oublier les analeptiques les plus variés. Envoyée en désespoir de cause aux eaux sulfureuses, elle a les plus grandes chances de guérir. Il y a longtemps qu'on a dit qu'il y a des chloroses à soufre. De même que les globules du sang peuvent manquer de fer, nos principes albuminoides peuvent être à court de soufre ; ce soufre leur sera fourni par nos buvettes, tandis que le bain *Viguerie*, combiné avec des douches appropriées, donnera à l'organisme affaibli une impulsion salutaire, souvent définitive après un seul traitement.

En outre, le processus scoliotique s'arrête, s'il ne guérit pas complètement quand il est simplement musculaire, résultant le plus souvent d'une habitude contractée d'attitude vicieuse. Nous devons confesser que l'addition de sels de Salies et d'eaux mères est ordonnée suivant l'indication. Des luxations congénitales du fémur, prises pour des coxalgies, ont même retiré un profit réel de l'usage du bain *Viguerie* et de nos grandes douches.

Depuis deux ans, l'intelligente administration du Teich sur la demande des médecins de la station a ajouté un système de Douches locales prises dans le bain *Viguerie*, à pression et à jet variables. Ces douches rendent d'immenses services dans beaucoup de localisations telles que faiblesses, atrophies ou contractures musculaires, arthrites chroniques avec plus ou moins de raideur ou d'ankylose, adénites suppurées ou non, vieilles plaies et ulcérations atoniques, certaines dermatoses invétérées, torpides, d'origine syphilitique ou scrofuleuse.

Par ce qui précède, on voit quels services, avec bien d'autres encore d'une utilisation moins fréquente, peut rendre le bain *Viguerie*, ce type de bain sulfureux que le professeur Garrigou n'a pas hésité à déclarer *le plus actif des Pyrénées*. C'est dire qu'on ne doit pas l'employer à tout propos et hors de propos et que, lorsque le cas le réclame, le médecin doit soigneusement indiquer sa durée et sa température. Le choix de la buvette et de la douche n'est pas non plus indifférent.

BAINS ASTRIÉ

Nous serons beaucoup plus bref sur ce qui concerne le bain *Astrié*. Car si les bains *Boulié* et *Viguerie* s'adressent surtout aux diathèses, au tempérament, à la constitution, le bain *Astrié*, accompagné, le plus souvent, de la douche à faible pression, dite *Tivoli* s'applique à l'élément morbide, à la localisation. Ici la thermalité et le mode d'administration jouent un rôle plus important que la sulfuration. Le bain *Boulie* se donne tempéré, le bain *Viguerie* frais, le bain *Astrié* chaud et sa douche hyperthermale. Au bain *Astrié* accourent, ou plutôt se traînent en nombre, les rhumatisés plus ou moins impotents, marchant avec une canne ou avec des béquilles, de même, tous ceux atteints d'entorses, de luxations, de fractures, plus ou moins guéries, plus ou moins bien *rhabillées*, plus ou moins bien consolidées, avec des jointures douloureuses et empatées, des cals plus ou moins gros et difformes. Ici c'est la section par excellence des *douleurs*, non pas des douleurs d'oisifs, d'arthritiques ou de goutteux, de ralentis de nutritions, de neurasthéniques, mais des douleurs de gens qui travaillent et sont soumis à toutes les intempéries, qui fatiguent leurs muscles, qui surmènent leurs articulations et leurs os, avec une nourriture de végétariens, qui a du moins pour avantage de laisser à la nutrition une activité qui ne demande qu'à s'éveiller.

Ces malades, simples par les antécédents morbides qui les concernent, n'ont eu que ces maladies — que l'on appelait autrefois inflammatoires. Pour eux, l'état diathésique est presque toujours lettre morte, — sauf trop souvent celui de misère physiologique. Chez eux, le bain *Astrié*, modérément sulfureux, agrémenté d'un système de douches des plus primitifs, qui se passe de la maîtrise d'un doucheur, fait, le plus souvent merveille. Après vingt jours, le plus souvent après quinze, trop souvent après dix, ces surmenés du labeur quotidien, mais dont l'estomac est intact, repartent rafraîchis, guéris, ayant contracté un nouveau bail d'un an avec le travail et une santé suffisante. Inutile d'ajouter, qu'ils ont fait de longues séances auprès de leurs buvettes de prédilection, près desquelles ils se livrent à de véritables excès ; mais ces excès sont facilement supportés, car ces gens simples, atteints de maladies peu compliquées, ont su conserver leurs reins et leurs voies digestives dans leur intégrité native. Ils aiment assez le vin léger de leur pays, mais ils ignorent l'heure de l'apéritif.

DOUCHES PHARYNGIENNES. — HUMAGE

Nous avons décrit plus haut le mécanisme des douches pulvérisées et du humage. On peut affirmer que cette organisation, toute récente, d'appareils perfectionnés ne craint aucune comparaison avec celle des stations les plus fameuses. Toutes les variétés de douches pulvérisées et d'irrigations d'organes, de cavités, ou de surfaces accessibles, se trouvent réunies dans le même pavillon, et l'on sait tous les services qu'elles peuvent rendre aux malades dans les affections chroniques de l'oreille externe et moyenne, des yeux, du nez, des sinus, du pharynx, des premières voies respiratoires, de la peau, etc. Que l'affection localisée dans ces organes ou dans ces régions soit sous la dépendance de l'arthritis, de l'herpétisme, de la scrofule ou de la syphilis, si le traitement général doit différer, le traitement local est unique avec des modalités diverses, inhalations, pulvérisation, irrigations, humage. La vitalité de la muqueuse malade, de ses organes lymphoides si nombreux, de ces glandules, des muscles sous-jacents, se trouve modifiée, stimulée ; il n'en faut pas plus pour que l'ensemble de la muqueuse nasale et pharyngienne, après une irritation d'ailleurs passagère provoquée par l'action topique, ne tende à revenir vers l'état physiologique. Il ne faut pas croire que toutes les parties malades doivent absolument être touchées par le liquide ou la vapeur. Comme le dit excellemment le Dr Bouyer, de Cauterets, *de même que l'inflammation se propage par continuité de tissus, de même aussi sa résolution peut s'opérer sous l'influence d'une action de voisinage,* et le savant confrère, avec sa longue expérience des eaux sulfureuses, le prouve aussitôt, en montrant l'effet des irrigations naso-pharygiennes sur le catarrhe chronique de l'oreille moyenne avec ses variétés : catarrhe tubaire, catarrhe de la caisse, épaississement ou sclérose de la muqueuse de l'oreille moyenne. Le même fait se produit pour la muqueuse laryngée, alors qu'il n'y a que l'isthme du gosier et la muqueuse naso-pharyngienne sûrement atteints par le garganisme, la douche pulvérisée ou l'irrigation. Il y a bien la vapeur sulfureuse qui va plus loin que le topique liquide, mais malgré l'utilité de l'inhalation et du humage, le conflit de l'eau avec la muqueuse donne des effets plus sensibles, plus profonds, qui vont au-delà des points de contact.

Aussi, nous ne nous attarderons pas à expliquer longuement les manœuvres qui forcent le malade à une gymnastique à laquelle il ne s'habitue que bien difficilement. Il y a longtemps que le Dr Guinier nous a enseigné le gargarisme pharyngo-nasal et le gargarisme laryngé ; mais ce mode de balnéation est toujours resté comme un procédé de laboratoire, d'ailleurs très curieux. Quant aux parties non accessibles au topique liquide, elles doivent se contenter des vapeurs respirées dans les salles d'inhalation ou aspirées aux bouches de humage. Tantôt il y a avantage à aspirer les vapeurs par le nez, c'est quand on veut surtout modifier le *cavum nasale* et que les irrigations sont mal supportées, mais le plus souvent, il est préférable de les aspirer par la bouche quand on veut, ce qui est l'ordinaire, modifier la partie supérieure de la muqueuse respiratoire. On comprend très bien en effet que, dans l'acte physiologique de la respiration, on doive aspirer l'air par les fosses nasales. Par ce procédé, l'air arrive moins froid dans l'arbre aérien ; de plus, il arrive épuré de ses poussières et de ses germes ; ceux-ci se déposent dans des anfractuosité faites à souhait et en outre éminemment bactéricides. Dans l'acte thérapeutique du humage, au contraire, il y a tout avantage à faire arriver la vapeur sulfureuse par le plus court chemin possible. C'est par la bouche évidemment qu'on *hume* avec plus de profit une vapeur qui arrive ainsi plus *thermale*, plus *sulfureuse* et d'ailleurs complètement *aseptique*.

Nous allons faire rapidement l'énumération des affections susceptibles d'un traitement local par les douches pharyngiennes et le humage.

C'est avec justice qu'on appelle ce genre d'appareil, sujet à tant d'applications variées, douche pharyngienne. C'est la muqueuse pharyngienne que vise surtout l'action topique et c'est de cette muqueuse même que se propage par voisinage, la pluspart des maladies traités : des foses nasales, de la trompe, du cavum, de l'isthme du gosier, du larynx, de la trachée, des bronches. C'est tantôt une simple hyperhémie de la muqueuse, à laquelle succède d'autres altérations anatomiques, telles que des granulations, des ulcérations, des végétations adénoides ou papillomateuses. Les muscles sous-jacents s'atrophient ou se paralysent plus ou moins, si l'on ne remédie point aux troubles primitifs des membranes. Après une exagération dans les sécrétions qui dure plus ou moins longtemps, les glandules se tarissent, le catarrhe devient sec et la dégénérescence scléreuse des organes s'établit, d'abord par îlots gagnant de proche en proche, amenant vers l'oreille la surdité, vers le larynx l'aphonie sans compter que les muqueuses supérieures, ne sécrétant plus leur mucus essentiellement bactéricide, la porte ou mieux la fenêtre est ouverte à tous les germes infectieux et ceux-ci peuvent alors arriver dans les voies aériennes ou digestives sans avoir perdu une parcelle de leur virulence. Quand la maladie est arrivée à ce degré, l'incurabilité est évidemment complète. C'est chez l'enfant que la tendance morbide vers les fosses nasales et le pharynx commence à se révéler, avec des modalités diverses, suivant que le terrain est scrofuleux ou arthritique. C'est alors, suivant l'aphorisme, *principiis obsta*, qu'il faut appliquer le traitement local. On remarquera que si, chez le scrofuleux, l'amélioration est plus lente à se produire, elle reste presque toujours définitive, alors que chez l'arthritique, le succès est souvent rapide et complet, mais aussi la récidive fréquente. Candide disait qu'il fallait cultiver son jardin; nous autres, médecins d'eaux minérales, disons et répétons qu'il faut modifier son terrain. Pour cela rien ne vaut les cures thermales répétées. Elles modifient le terrain et, de plus, tout en corrigeant les tendances vicieuses de notre organisme et atténuant les méfaits déjà causés par la maladie, elles nous rendent moins impressionnables aux ennemis du dehors.

On sait combien dans ses dernières années, la pathologie du nez et de ses annexes immédiats a pris de l'importance. On a pu même reprocher à certains spécialistes d'avoir voulu faire entrer presque toute la *nosologie* dans la *nasologie*. Sans exagérer, on peut affirmer cependant que l'obstruction du nez et du cavum est une véritable boîte de Pandorre, menace permanente dans le présent et pour l'avenir. Les spécialistes ont vite fait de manœuvrer curette et galvano-cautère. Quant aux douches nasales, ils les ont un peu *dans le nez*, c'est le cas de le dire. Ils les trouvent non seulement inefficaces mais même dangereuses. Sans vouloir amoindrir en quoique ce soit, les brillants succès du curettage nasal, ce digne pendant du curettage utérin, — on sait que ce dernier va jusqu'à guérir certains troubles de la vision, — quand la rhinite hypertrophique, quand les végétations adénoïdes ne sont pas trop développées, nous pouvons affirmer que le traitement sulfureux *agrémenté* de nos douches nasales, donne très souvent des résultats remarquables. Beaucoup d'enfants ont ainsi échappé à la curette, par une série de traitements généraux et locaux. En particulier, nous ajouterons ceci : nous avons fait doucher le nez de beaucoup d'enfants, nous n'avons jamais observé ces propagations facheuses vers la trompe d'Eustache et la caisse, signalées par les otologistes. Il y a évidemment l'éducation des enfants à faire, des précautions à prendre mais, le plus souvent, on y arrive. L'unique incident à signaler c'est le saignement de nez plus ou moins répété, plus ou moins abondant mais cet incident qui n'est peut-être pas sans présenter quelqu'avantage nous a très rarement obligé à suspendre le traitement local. Nous douchons les fosses nasales aussi bien que le pharynx de presque tous les jeunes lymphatiques ou scrofuleux ; car la plupart ont des manifestations diathésiques dans les voies aériennes supérieures. Enchifrènements, coryzas, éternuements, ronflement et bouche ouverte pendant le sommeil, crise d'asthme, si bien qualifié, *nasal*, certaines formes d'incontinence nocturne d'urines, d'origine nasale également suivant certains observateurs : tous ces troubles, d'origine mécanique ou purement réflexe, sont très souvent amendés ou guéris, sans opération, par la médication sulfureuse dans laquelle la douche nasale, appliquée, comme il convient, joue un rôle des plus importants, pour modifier la vascularisation du nez, ses sécrétions, ses végétations et l'exagération de ses réflexes.

APPENDICE

MATIÈRE ORGANIQUE

FLORE ET FAUNE

Si nous croyons devoir parler de la flore et de la faune de nos eaux sulfureuses à propos des Sources du *Teich*, c'est que la disposition des lieux prête, plus là qu'ailleurs, à leur développement et leur étude.

La vie, qui s'est déjà manifestée avant l'émergence des filons aquifères, va se modifiant et s'accentuant, à mesure que, de plus en plus, l'action des agents extérieurs se fait sentir. Deux facteurs provoquent surtout le mouvement vital qui se constate : l'agrégat minéralisateur et la matière organique. Grâce à eux, l'eau thermale forme un excellent bouillon de culture,et j'admire vraiment tous ceux qui viennent nous raconter, avec maints détails, que leurs eaux sont antiseptiques, grâce à ceci ou à cela, hydrogène sulfuré, acide sulfureux, fluor, etc. Il serait bien fâcheux que ces lymphes minérales soient antiseptiques, ce serait au détriment de l'effet vital. Liquide vivant et électrique, l'eau minérale agit sur les actes intimes de la nutrition, sur le dynamisme, sur les échanges et les éliminations. Si un résultat *microbicide* est obtenu, il est simplement médiat, stimulé par l'eau, mais accompli par nos cellules, nos plasmas. L'organisme épuré et fortifié peut de nouveau, après des défaillances plus ou moins sérieuses, entrer efficacement, en lutte avec les infiniment petits du dehors et surtout avec ceux — plus perfides peut-être — qui sont les commensaux de nos milieux intérieurs. Un liquide antiseptique est un liquide de mort ; plus ou moins *bactéricide,* il modère le processus vital s'il ne l'arrête pas ; il est en un mot plus ou moins *cellulicide.*

Nous n'avons pas à nous étendre sur l'agrégat minéralisateur nécessaire à la constitution d'un bouillon de culture. Mais il est facile de comprendre que les microbes commensaux des eaux sulfureuses, puisant en elles les matériaux nécessaires à leur multiplication, arrivent à modifier profondément la *crase* primitive du filon thermal. Il se produit, avec des modalités diverses, suivant le milieu, la pression et la thermalité, des phénomènes successifs d'oxydations et de réductions. Tantôt, ces microbes qu'on a si bien appelés *sulfobactéries* réduisent le sulfure à l'état de soufre libre et d'acide sulfhydrique, tantôt, suivant la qualité de l'eau, ils transforment une eau sulfatée

— qui n'est, du reste, que l'ultime transformation d'une eau sulfureuse — en eau derechef sulfureuse et sulfhydriquée. La caractéristique, en effet, de l'infiniment petit végétal, dont nous parlons, est de ne pouvoir se passer d'une certaine quantité d'hydrogène sulfuré. Partout où il doit vivre, il suscite la production de ce gaz généralement mortel à tous les êtres.

Avec les principes minéralisateurs coexiste, dans l'eau sulfureuse, un autre agent nécessaire à l'évolution des *sulfo-bactéries*. Ce second facteur est constitué par une certaine quantité de matière organique en dissolution. Anglada a fait de la présence de cette matière organique le caractère pour ainsi dire fondamental d'une eau sulfureuse, n'hésitant pas à considérer comme primitivement sulfureuses, les sources dans lesquelles il en découvrait quelques traces, et ne renfermant plus d'ailleurs ni sulfure ni gaz sulfhydrique. Cette matière organique se trouve à l'état de dissolution complète ou bien agrégée sous forme de flocons, de filaments, de glaires plus ou moins considérables. C'est à ces diverses formations qu'on a donné le nom de *barégine* ou de *glairine* ; elles constituent le substratum et l'aliment des agrégats vivants, plantes ou animaux, qui apparaissent dans l'eau sulfureuse. Il arrive que sur ces petites masses barégineuses, la vie a pu, successivement, apparaître et disparaître.

Dans les profondeurs du sol, toute la matière organique est dissoute, grâce à la chaleur, grâce à la pression. Quand les conditions de la vie deviennent possibles, une portion se concrète, soit parce que les conditions de dissolution n'existent plus, soit parce que les organismes infimes, emportés par le filon thermal, ne peuvent arriver à se développer que grâce à une pareille condensation. Jusqu'au griffon, les productions barégineuses organisées n'existent pour ainsi dire pas. Mais, dans les bassins de captage, les productions animées ne tardent pas à apparaître et à se multiplier, pour prendre, dans les conduites exposées de plus en plus aux agents extérieurs, une intensité dont on ne se doute guère. L'eau sulfureuse paye les frais de cette explosion de vitalité. Elle s'appauvrit et se dénature au fur et à mesure qu'augmente la matière organisée — à la fois, aliment, support et résidu de la production microbienne. Si elle est une condition préalable de la prolifération bactérienne, elle s'accroît grâce aux évolutions successives de la matière vivante, avec laquelle elle arrive, pour ainsi dire, à se confondre.

L'eau thermale rend ainsi, sous une autre forme, les matériaux que les eaux pluviales avaient lessivé à la surface du sol et entraîné dans les profondeurs de la terre. On a la démonstration la plus complète de la chose. On a recueilli dans les sources les mieux captées, et en s'entourant des conditions de puisage, aujourd'hui bien connues, des débris microscopiques de végétaux ou d'animaux, des spores, etc. Ceci indique bien tout d'abord, que, même les eaux de la nappe la plus profonde, tirent une partie de leur origine des eaux tombées sur le sol ; de plus, on apprend à connaître la formation des eaux minérales. L'eau de la surface du sol, provenant de la pluie ou de la fonte des neiges, pénètre dans les abîmes de la terre, par des fissures, à travers des filtres de plus en plus complets. Elle dissout, à des profondeurs plus ou moins grandes, les substances qui les minéralisent ; mais, tout en se modifiant, dans sa constitution chimique ou sa thermalité, elle conserve une partie de ce qu'elle a entrainé des couches superficielles, c'est-à-dire un certain nombre de germes inférieurs, une proportion plus ou moins grande de principes organiques. La constatation des germes dans les griffons les mieux captés, indique suffisamment qu'ils ont pu résister à la pression et à la thermalité. Ce fait nous donne à penser que les températures n'ont pas dépassé beaucoup celles observées à l'*œil* des sources, du moins depuis les mélanges inévitables des eaux supérieures de simple lixiviation avec les filons ascendants des eaux vraiment profondes. C'est à partir seulement de ce mélange que la vie peut apparaître dans l'eau thermale (1).

De tout ceci, ce qu'il faut surtout retenir, et Garrigou l'a parfaitement établi, c'est que la présence des microbes précède la formation de la

(1) Voir nos articles, parus en 1895, dans Ax Thermal, sur l'origine des Eaux thermales.

barégine. C'est alors seulement que les conditions pour leur développement se trouvent réalisées, qu'apparaissent les concrétions barégineuses, véritables radeaux, pour ces naufragés de la Méduse d'une autre sorte.

Le mouvement de vie n'en reste pas à ces générations primitives. Avec le contact de l'air, de nouveaux êtres ne tardent pas à se montrer, transformant le protoplasme barégineux, translucide et incolore, en masses diversement organisées et colorées. Sous formes de filaments ou de membranes, ces productions organiques diverses, se déposent un peu partout dans les réservoirs et dans les canaux de décharge. Elles varient du vert au noir en passant par les teintes les plus délicates, rose, orange, saumonée et carminée. Soubeiran a décrit et catalogué un grand nombre des êtres vivants dans les barégines des eaux sulfureuses des Pyrénées. On y trouve surtout des algues du genre *conferves* et *oscillatoriées*, mieux connues sous le nom de sulfuraires, puis des infusoires, premier degré de l'échelle animale, servant de transition avec le règne végétal. Successivement, à mesure qu'on s'éloigne du griffon et du bassin de captage, se montrent des *helminthes* et des *crustacés.*

Au Teich, on peut facilement voir ces masses barégineuses organisées et colorées, soit dans la grotte située à l'est de l'établissement, soit sur les parois des réservoirs postérieurs, soit dans le canal qui déverse dans la rivière les eaux non utilisées. Les dépôts qu'on y observe sont colorés en vert et en violet, en rose et en orange ; quelques-uns, dans la grotte, tirent sur le noir, ce qui dénote la présence d'acide sulfhydrique libre. L'examen microscopique permet d'y reconnaître surtout des algues du genre *diatomées*. M. Hippolyte Marcailhou d'Aymeric, dans son intéressante étude des Eaux sulfureuses de Mérens, a montré que c'étaient aussi des algues qui animaient l'abondant dépôt de barégine de ces sources, qui seraient d'une utilisation si facile, grâce à leur maniable thermalité. Ces amas de sulfuraires sont tantôt verts, tantôt d'une belle teinte carminée.

Les baigneurs ont, sans doute déjà fait la remarque que jamais, dans leurs baignoires, ils n'ont constaté de flocons barégineux d'une couleur quelconque, mais simplement quelques amas blanchâtres, glairineux. Il doit être bien entendu que les sulfuraires se forment, seulement, dans les tuyaux de décharge et non dans ceux d'amenée.

Dans le bassin de captage, à l'abri presque absolu des agents atmosphériques, s'est transformée simplement la matière organique, jusque-là dissoute, en matière organisée, concrétée et constituée par ces microorganismes, qui ont la curieuse propriété d'accumuler les particules de soufre dans leur protoplasme et d'être, en même temps, des générateurs de cet hydrogène sulfuré, dont ils ne peuvent se passer. Ces êtres, si judicieusement appelés sulfo-bactéries, spécifiques des eaux sulfureuses, présentent des évolutions successives très intéressantes. Mais pour le moment, nous n'avons à retenir que ceci, c'est que c'est à eux que l'on doit la transformation de la matière organique dissoute, en cette matière organisé, visible et tangible, qu'on appelle *barégine ou glairine.*

Nous n'avons pas à rappeler, en ce moment, combien la présence, dans le bain, de la matière organique, dissoute ou concrète, communique à l'eau thermale des propriétes différentes — suivant leur quantité — propriétés dont nous tirons le plus grand profit, pour le choix de la source, dans nos formules balnéothérapiques. Nous avons fini ce que nous avions à dire, pour le moment, des évolutions successives de la matière organique et de celles des microorganismes qui sont d'ailleurs parallèles et connexes. Nous ajouterons seulement que les eaux d'Ax sont sensiblement plus barégineuses que celles de Luchon, et que les eaux sulfureuses des Pyrénées Orientales sont, de beaucoup, les plus riches de la chaîne, au point de vue de la barégine. Anglada a donné des chiffres bien faits pour nous étonner et cependant parfaitement authentiques. En vingt-quatre heures, la source d'Arles expectore plus de 750 kilogrammes de glairine, celle d'Escaldas 812. Le *record*, en cette matière, est tenu par les eaux de Thués avec le chiffre de 2800 kilogrammes. De pareilles masses de matériaux organiques devraient être recueillies industriellement pour être restituées à la terre.

LA FIÈVRE THERMALE

Nous nous proposons d'exposer nos idées, basées sur une observation clinique prolongée, à propos d'un chapitre important de médecine thermale, la *fièvre thermale.* Il n'y a pas encore bien longtemps, les médecins sans chercher, comme autrefois, à provoquer les phénomènes de la *poussée,* considéraient ceux-ci, d'abord comme inévitables, et même, comme une réaction favorable de l'organisme, ou, comme on disait, un effort de la *nature médicatrice.* Aujourd'hui, la tendance rationnelle et raisonnable, consiste à les prévoir sinon à les éviter, simplement, par une modération de la cure.

Nous croyons être arrivé à supprimer presqu'entièrement les accidents où les incidents variés de la fièvre thermale, en employant, *préventivement,* la médication quelque peu atténuée que nous appliquions autrefois, alors seulement que les phénomènes de la poussée commençaient à se produire. Comme le traitement nous a donné des résultats presque constants, nous en avons déduit la pathogénie même de la fièvre thermale, *naturam morborum remedia ostendunt.*

Empressons-nous d'ajouter que c'est principalement chez les très nombreux malades, en proie aux innombrables méfaits de la diathèse arthritique, que s'observent surtout les modalités particulières à la fièvre thermale. Ces malades constituent d'ailleurs, pour la plus grande part, la clientèle des Eaux sulfureuses.

Chez ces malades, si l'on veut, sûrement, arriver à la fin d'une cure thermale, sans accroc et sans orage, il ne faut pas se contenter d'apprécier les manifestations périphériques qui les amènent aux Eaux. Il ne suffit pas d'examiner une jointure et ses annexes; ausculter les poumons et le cœur; se rendre compte de l'état des vaisseaux et de leur tension; explorer les réactions nerveuses; analyser les urines, — toutes choses d'ordre banal, — il faut se rappeler que toutes les nombreuses modalités d'arthritisme sont, avant tout, fonction de troubles nutritifs préexistants et persistants, lesquels, très souvent, n'ont jamais donné lieu à une symptomatologie subjective quelconque.

Votre client vient se plaindre à vous d'un rhumatisme, d'une névralgie, d'une dermatose, d'un catarrhe, d'un asthme. Pensez-vous avoir tout fait pour lui, après avoir établi un savant diagnostic de la localisation, de lui ordonner des bains, des douches, une buvette, appropriés à son état actuel ? Si vous ne remontez pas à la cause même, si vous n'y rémédiez pas, *hic et nunc* dans la mesure du possible, presqu'à coup sûr, votre client éprouvera, au bout de quelques jours, une symptomatologie qui frappera, principalement, le système que vous aurez négligé et que le client ne venait du reste pas soigner, dans votre station.

Vous souvenant *toujours*, que votre arthritique qui vient pour modifier ses jointures, son eczéma ou son catarrhe est un *nutritif*, c'est-à-dire un *minus habens* au point de vue de sa nutrition, il faut, *absolument*, s'occuper et se préoccuper de ses voies digestives et pratiquer avec la technique aujourd'hui bien réglée, la PALPATION DU FOIE. Bouchard, Hanot, Robin et leurs élèves ont montré l'importance des troubles digestifs et hépathiques, mais on doit reconnaître que c'est surtout Frantz Glénard, qui a bien mis en valeur l'importance de la *palpation du foie*. Des perturbations de cette glande, il a fait avec raison, pensons-nous, le premier anneau de la chaîne pathogénique de la diathèse arthritique. Le foie joue un rôle tellement prépondérant en matière de nutrition, qu'il a pu donner à l'*hépatisme*, hier encore, à peine soupçonné, la même signification que celle, plus ou moins bien comprise, mais, dans tous les cas, bien connue d'*arthritisme*. On peut affirmer que le foie domine en cette fin de siècle, la pathologie générale des maladies chroniques, si nombreuses, considérées comme *arthritiques*.

Sans remonter bien haut dans l'histoire de la médecine, on trouve des précurseurs dans la doctrine de l'*hépatisme* et le nom de Maximilien Stoll, est immédiatemont évoqué par la mémoire. Le très sage professeur de clinique médicale du très docte Institut de Vienne, avait parfaitement déterminé, que dans la pratique médicale, il ne suffit pas d'avoir reconnu la maladie, c'est-à-dire la localisation. Il faut non seulement savoir *quelle elle est,* mais encore *comment elle est.* On sait que Stoll caractérisa, dichotomiquement, la forme des maladies en bilieuse et inflammatoire. S'il revenait de nos jours, il resterait convaincu de ce fait, sur lequel il insistait avec juste raison, à savoir que la *constitution médicale,* dont on ne se préoccupe plus aujourd'hui, depuis l'absorption de la pathologie par la microbiologie, pouvait évoluer et se transformer.

Il constaterait que la forme *bilieuse,* infectieuse pourrait-on dire, que l'*hépatisme,* en un mot, prédomine aujourd'hui, surtout dans les agglomérations urbaines. L'hépatisme je m'empresse de l'ajouter, complique, en outre, bien davantage, l'état morbide que la forme inflammatoire. Celle-ci qui se réserve principalement pour les *ruraux,* guérit, le plus souvent, naturellement, par les forces même de la nature, par une sorte d'évolution cyclique, avec *restitutio ad intégrum,* à la condition cependant qu'une médication intempestive ne vienne à l'encontre du processus. Ce sont les conditions mêmes de notre existence qui ont fait évoluer l'arthritisme contemporain vers l'hépatisme, en même temps qu'elle suscitait un *état d'âme* spécial, parfaitement adéquat, dont la neurasthénie d'origine arthritique également, est un des principaux spécimens. Comment notre organisme intoxiqué au dedans, infecté au dehors, pourrait-il, en effet rester physiologique? Surchauffé par un régime intensif, d'ailleurs dénaturé par les artifices culinaires, sans parler des adultérations de toutes sortes, notre organisme est, en outre, surmené par uu labenr excessif, fruit détestable du *stuggle for life,* scientifique et inéluctable peut-être, mais inhumain et antisocial, à coup sûr. Il demande à des surmenages physiques variés, qu'on a baptisés du nom de *sport,* un contrepoids au surmenage cérébral, et pour pouvoir supporter les deux qui s'ajoutent au lieu de se neutraliser, il réclame à des breuvages fabriqués de toutes pièces, fallacieusement décorés de qualités apéritives, toniques, régénératrices, un remontement aussi précaire que factice. Ceci complète et complique le tableau. Des intoxications nouvelles s'ajoutent aux intoxications qui résultent de notre vie, de notre régime et il arrive que le foie, héréditairement vulnérable d'ailleurs, est complètement débordé et ne constitue plus cette barrière *protectionniste* qui est notre sauvegarde, notre salut. Les poisons du dehors comme ceux fabriqués dans nos milieux que le foie est chargé d'arrêter, de détruire ou tout au moins d'atténuer, désormais il les laissera passer et en outre, il en élaborera, lui-même, de plus redoutables, ultimes déchets d'une nutrition viciée, d'une désassimilation mal équilibrée ; d'antiseptique, il devient toxique et infectieux. La pathogénie hépatique vient ainsi se superposer et plus ou moins englober entièrement, la pathogénie gastrique ou intestinale plus anciennement étudiée, complétant et compliquant une situation que le rein ne peut que, plus ou moins, arriver à résoudre, pour un temps plus ou moins long. La peau se met bien également de la partie, mais peu faite pour ce rôle dépurateur, elle s'enflamme et la longue série des dermatoses se déroule, tandis que reste méconnu le point de départ, nutrition viciée avec dilatation de l'estomac ou hépatisme, ou les deux combinés et associés.

A des temps nouveaux, maladies nouvelles. La vie excessive de toute manière, la culture intensive du moi, a fait de nous des êtres très compliqués et notre manière d'être malade l'est devenue également. Heureusement, nos états morbides si multipliés sont mieux connus dans leur causalité, mieux interprétés dans leurs syndromes, mieux dirigés dans le traitement. Une analyse plus minutieuse permet de se rapprocher de plus en plus de la synthèse. Si la pathologie se complique, la thérapeutique s'éclaircit et se simplifie. La médecine thermale occupe enfin la place qu'elle mérite et devient la grande médication si bienfaisante des maladies chroniques. Cela se comprend. Si nous avons à notre disposition mille et un moyens de devenir malades, nous n'en avons que très peu de sûrs pour soulager ou guérir. La maladie varie à l'infini avec chaque malade ; les procédés par lesquels l'organisme, aidé ou non, se tire d'affaire sont restreints. Il n'y a pas de maladie, il n'y a que des malades a-t-on dit avec raison ; en revanche, il n'y a pas des remèdes pour chacun, il n'y a qu'un certain nombre de médications applicables à tous, et le cadre de celles dont nous pouvons et devons surtout nous servir est très limité fort heureusement. De même, n'avons-nous pour mourir que fort peu de procédés avec des causes innombrables de destruction. Si la pièce a présenté cent actes divers, la fin est la même et s'il faut du courage pour l'affronter, il n'en est nul besoin pour la subir.

Tout ce préambule est pour arriver à cette conclusion que nous avons formulée depuis longtemps, à savoir que dans nos cures d'eaux sulfureuses il ne suffit pas, dans bien des cas, d'ordonner le traitement thermal que l'on croit nécessaire, il y a lieu également de se préoccuper de l'état des fonctions gastriques, hépatiques, intestinales. L'action profonde, trophique, antidiathésique des Eaux sulfureuses se fera sentir surtout à cette condition et alors on ne reprochera plus à la médication sulfureuse de ne s'adresser qu'aux organes périphériques. Il faut qu'on se représente le traitement sulfureux comme agissant, avant tout, sur le dynamisme, sur la vitalité, à l'opposé de la cure de Vichy ou de Carlsbad, par exemple, dont les effets premiers sont purement physiques, chimiques ou mécaniques, ce qui n'empêche pas du reste, les effets seconds, *biologiques,* de se produire. Pour obtenir un résultat sur la nutrition, seul susceptible de modifier le fond diathésique, nous sommes souvent obligés d'actionner les organes digestifs et cela d'autant plus que, passés depuis longtemps à l'état de *pars minoris resistentiœ*, ils sont incapables de participer à l'incitation générale du traitement thermal sulfureux. Sans cette précaution, nos clients seront incapables de supporter une suralimentation utile pendant la cure, suralimentation qui deviendrait à son tour un agent supplémentaire de provocation de la *poussée thermale.* Cette *poussée thermale* s'exerce avant tout sur le système digestif et secondairement sur la peau, les muqueuses et le système nerveux. Elle est pour nous une manifestation d'auto-intoxication, sur laquelle peut venir d'ailleurs se superposer une infection quelconque. Dans l'ensemble de ces modalités d'ordre divers, la coli-bacillose doit jouer un rôle plus ou moins important, sans parler même de celui d'agent provocateur presque unique. Nos eaux prises à l'intérieur n'agissent pas en effet, comme on l'a prétendu quelquefois, à la façon des antiseptiques, ce qui serait très malheureux, car elles ne constitueraient plus un remède précieux s'adressant à la vitalité. Elles sont *aseptiques* à la source, mais, en même temps, elles constituent d'excellents bouillons de culture et la vie s'y manifeste avec intensité aussitôt qu'elles quittent le milieu d'où elles proviennent. A leur contact, le saprophytisme gastro-intestinal reçoit un coup de fouet défavorable qui se traduit très rapidement quelquefois, par l'embarras gastrique révélateur de l'exaltation d'une virulence qui sommeillait. Le phénomène se produit d'autant plus aisément que le physiologisme stomacal est plus ou moins détruit et que le foie à coup sûr vulnérable, sinon malade, n'est plus susceptible de remplir son rôle inhibitoire sur le microbisme intestinal.

Nous n'insisterons pas longtemps sur le rôle que doit jouer le *bacterium coli commune,* rôle plus facile à proposer qu'à démontrer, mais il faut toujours avoir présent à l'esprit *cet ennemi vigilant, caché dans l'organisme et prêt à profiter de ses moindres défaillances* (Gilbert).

Pour nous, l'expérience est faite, la fièvre thermale est le résultat d'une auto-intoxication plus ou moins combinée avec l'infection *coli-bacillaire.* On doit et on peut l'épargner aux malades qui peuvent ainsi bénéficier, sans accroc, de la suractivité imprimée à leur organisme par la cure thermale. Pour cela faire, il ne s'agit pas d'enrégistrer simplement les manifestations plus ou moins extérieures qui ont décidé l'envoi aux eaux ; il faut encore rechercher avec soin les indications fournies par l'examen du tube digestif. Il s'agira ensuite de régulariser, modérer ou stimuler tous ses actes par les agents appropriés que nous penserons s'adapter à chaque cas particulier. Un complément très utile sera de pratiquer l'antisepsie gastro-intestinale comme il convient et la douche ascendante trouvera souvent son emploi pour compléter l'œuvre. Très certainement, autant que très heureusement, cette antisepsie est incomplète, mais nous persistons à la considérer comme très utile, malgré les opinions émises tout récemment à la Société de thérapeutique de Paris. A coup sûr, aidée de quelques légers cathartiques, elle modère toujours la virulence et coupe les vivres à l'auto-intoxication.

De cette médication, combinée d'ailleurs de bien des manières suivant les cas et sur les détails de laquelle nous n'avons pas besoin d'entrer, nous avons une expérience déjà longue et pour nous absolument concluante. Grâce à elle, nous croyons être arrivé à prévenir les accidents protéiformes de la fièvre ou de la poussée thermale qui n'est que le résultat d'une auto-intoxication plus ou moins associée à une infection concomitante, dont la coli-bacillose fait très généralement tous les frais et dont le point de départ, le substratum, se trouvent surtout localisés dans un système gastro-hépatique, tout au moins lésé fonctionnellement. Depuis plus ou moins longtemps, la viciation latente ou non de la nutrition accompagne et précède nécessairement toutes les localisations d'arthritisme qui ne sont, à vrai dire, que les manifestations extérieures et grossières du processus morbide *endogène*. La stimulation du traitement thermal met en branle, mobilise des toxines, des produits insuffisamment oxydés d'une désassimilation suractivée. Ces produits, jusqu'alors inertes ou inactifs, risquent d'empoisonner l'organisme par une résorption trop aigue. Il s'agit de dévier, canaliser, neutraliser et éliminer rapidement toutes ces formations anciennes ou nouvelles, tous ces déchets qui sommeillaient dans des milieux divers, qui ont été mobilisés sinon élaborés sous le coup de fouet du traitement thermal, et dont la toxicité s'est accrue, en même temps que le saprophytisme gastro-intestinal, manifestait sa présence par une virulence d'ailleurs variable dans son intensité et dans ses manifestations.

Si l'on veut bien admettre que nos vues sont exactes, notre thérapeutique préventive paraîtra assez rationnelle. Comme elle nous réussit depuis déjà longtemps nous croyons pouvoir redire, une fois de plus : *naturam morborum remedia ostendunt.* On nous répondra peut-être que l'on vient aux eaux purement et simplement pour prendre les eaux et même pour se reposer des remèdes du pharmacien. Le meilleur moyen de se reposer pour longtemps de tout l'arsenal pharmaceutique sera d'arriver à faire supporter jusqu'au bout, et sans encombre, la cure thermale dont l'action profonde, à longue portée comme disait Pidoux, se trouvera alors d'autant mieux assurée. Ce n'est du reste pas d'aujourd'hui seulement que l'on s'est cru obligé d'accompagner la cure thermale d'une médication adjuvante et parallèle. Il y a plus d'un siècle que le premier médecin qui s'est, scientifiquement, occupé des eaux d'Ax, Pilhes écrivait ceci : *Il semble aux malades qu'il ne faut que se baigner et boire des eaux, ils sont tout étonnés quand on leur propose de seconder les effets des eaux par d'autres remèdes. Il faut faire concourir les remèdes pharmaceutiques et chimiques.* C'était aussi l'avis de Bordeu, mais celui-ci ne ménageait pas à ses clients les incidents variés de la poussée thermale, élevée par lui à la hauteur d'un principe. Nous considérons qu'il est nécessaire au contraire de l'épargner à nos malades. Ils apprécient médiocrement une reprise plus ou moins vive de leurs douleurs, une colique hépatique ou néphrétique, une crise d'asthme, une poussée à la peau, une acuité nouvelle de névralgie ou de l'état migraineux, sans parler de l'insomnie, de l'état nerveux, de simples malaises et des modalités aussi fréquentes que variées de l'embarras gastro-intestinal. A très peu de frais en agissant, légèrement, sur l'ensemble du système digestif, sans négliger le foie, nous rendons très facile à supporter la médication thermale sulfureuse et nous pouvons la pousser beaucoup plus loin dans une station qui passe, en même temps à tort et à raison, pour *la plus excitante de la chaîne des Pyrénées* (Filhol).

TABLEAU DES SOURCES ALIMENTANT LE TEICH

NUMÉROS D'ORDRE.	DÉNOMINATION DES SOURCES.	SECTIONS ALIMENTÉES.	TEMPÉRATURE.	DÉBIT PAR 24 HEURES	PAR LITRE Sulfure de sodium.	PAR LITRE Alcalinité
1	Source Viguerie	Bains Viguerie	73° 8	151.200	0.0240	0.0770
2	Pyramide	Bains Astrié	65° 8	59.120	0.0148	0.0640
3	Astrié chaude		52° »	5.313	0.0018	0.0610
4	Quod	Douches Tivoli	64° 2	21.600	0.0197	0.0720
5	Grotte		30° »	17.280	0.0032	»
6	Source n° 4	Bains Boulié	46° 2	9.374	0.0173	0.0790
7	Source n° 6		42° »	5.400	0.0037	0.0650
8	Source de la pompe......	Grand'douches pulvérisations		14 147	0.0024	0.0030
9	Puits d'Orlu............		69° »	112.800	0.0170	0.0711
10	Joly....................		69° 6	8.342	0.0231	0.0600
11	Eau bleue..............	Buvettes	40° 8	4.478	0.0018	0.0495
12	Eau Pâtissier...		36° »	504	0 0012	0.0960
13	Saint-Roch à droite.....		42° »	1.051	0.0148	0.0109
14	Saint-Roch à gauche		36° »	850	0.0049	0 0970

LE BREILH

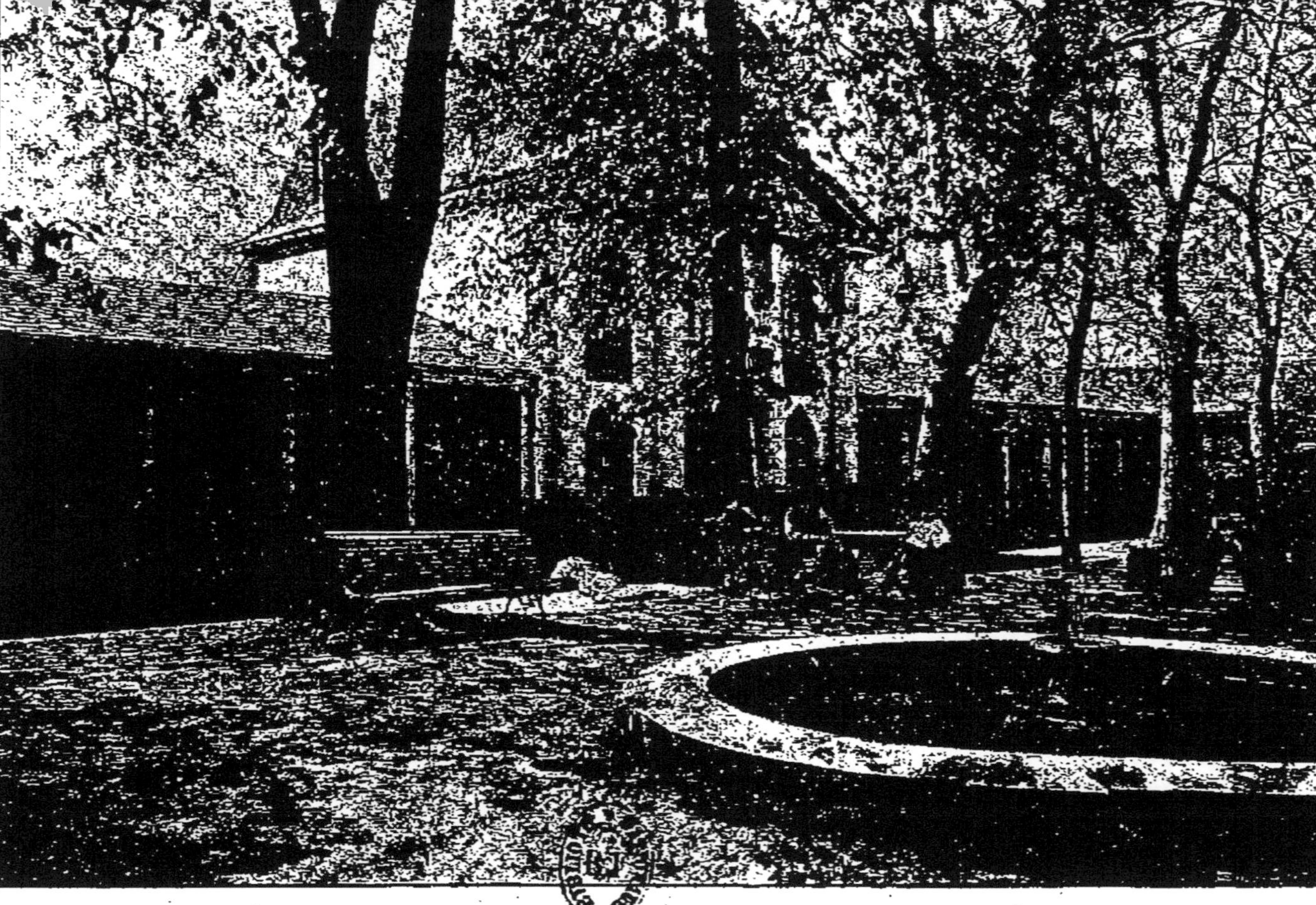

PHOTOGRAPHIE GADRAT. VUE DU BREILH, intérieur. FOIX, IMP. GADRAT AÎNÉ.

GROUPE DU BREILH

APERÇU GÉNÉRAL

Nous allons, maintenant, étudier les sources du groupe central qui émerge de la base méridionale de ce monticule, qui constitue pour la vieille cité consulaire, comme une sorte d'acropole. Ces sources, au nombre d'une trentaine, sont très abondantes. On se fera une idée de leur volume imposant, en rappelant qu'elles envoient un émissaire au Couloubret, qu'elles suffisent aux besoins de deux établissements de bains fort importants, et qu'enfin le surplus, coulant librement sur la voie publique, est utilisé pour les besoins quotidiens de la vie domestique, et sert à alimenter l'antique piscine des *Ladres,* qui n'est plus qu'un bassin lavoir.

A propos de nos naissants d'eaux thermales, le Dr Garrigou a fait une observation très intéressante. Le granit forme le fond des vallées de l'Ascou et de l'Orlu et se trouve recouvert par des masses d'alluvions et de détritus glaciaires. Les sources naissent tout autour d'une crête granitique qui se relève, en soc de charrue, dans la direction du Nord, vestige des niveaux primitifs. Elles traversent les dépôts adventifs sans s'y perdre, faisant elles-mêmes les frais de leur propre canalisation, de leur propre captage. Très siliceuses, elles abandonnent soit leur excès de silice, soit une partie de celle combinée aux *bases*. Cette silice forme à la longue une sorte de ciment qui, englobant tous les éléments hétérogènes des dépôts, finit par former un poudingue aussi dur que le granit, tout en maintenant un canal d'ascension qui permet à l'eau minérale d'arriver à la surface du conglomérat. Là, elle subit définitivement les lois de la pesanteur. En prenant les eaux à l'extrémité du trajet ascendant, directement sur ce poudingue durci, désigné sous le nom de *tapp*, on les capte comme sur la roche en place, et on les fait même remonter dans leur bassin de captage, jusqu'à un certain niveau. Il aurait fallu établir les établissements aux *yeux* mêmes des sources ascendantes et non dans des endroits où, devenues descendantes depuis un parcours indéterminé, elles s'épanchent vers le thalweg. Alors, en effet, les travaux de captage deviennent presque toujours insuffisants et risquent d'être le sujet de grands déboires et de grandes déceptions.

Bien des erreurs de ce genre ont été commises et il est difficile d'y remédier, aujourd'hui que le mal est fait. Quelle station peut se flatter d'avoir fait un impeccable captage de ses griffons. Ce qui importe, c'est de connaître les qualités des sources utilisées ou de leurs mélanges. Leurs vertus ne sont pas *moindres*, elles sont *autres*. A ce groupe péninsulaire du *Breilh*, appartiennent les sources les plus chaudes de la station et, pour ainsi dire, des Pyrénées, puisque les eaux d'*Olette* qui sont les plus thermales avec leurs 78°, ne dépassent que de deux dixièmes de degré celle du *Rossignol supérieur*. Il est intéressant de constater que dans ce groupe du *Breilh*, ce sont justement les eaux les plus chaudes qui viennent sourdre au niveau le plus élevé et sont en même temps les plus sulfureuses. C'est le filon central, le *main reef*, comme on dit pour les mines d'or ; les autres sont des branches dirimantes avec ou sans mélanges d'autres filons adventices d'une extraction moins profonde. (1)

Les naissants du *Breilh* s'épanchent dans deux directions différentes pour gagner le thalweg de l'Ascou et sont retenus dans deux établissements qui vont faire chacun l'objet d'une étude spéciale. Nous commencerons par l'établissement *Sicre, du Breilh*, de beacoup le plus anciennement établi.

ÉTABLISSEMENT SICRE, DU BREILH

L'établissement *Sicre, du Breilh*, fut commencé en 1815 et terminé en 1819 sous la direction

(1) Voir notre série d'articles sur l'origine des Eaux thermales, dans *Ax-Thermal*, année 1895.

d'un ingénieur des ponts et chaussées, M. Mayer. Les deux établissements préexistants, le *Teich* et le *Couloubret*, ne suffisaient plus. Les malades accouraient, d'année en année, plus nombreux, attirés par la réputation grandissante de la vertu de nos eaux. M. Sicre, le propriétaire de l'hôtel le plus ancien et le plus considérable de la station, comprit tout le parti qu'il pouvait tirer des sources chaudes qui coulaient dans son jardin à une faible profondeur et même à ciel ouvert. Les malades ne pouvaient qu'apprécier beaucoup, la commodité de n'avoir qu'un jardin à traverser, pour se rendre directement, en simple appareil, de leur chambre au bain ou à la douche, et de pouvoir de même, en quelques pas, regagner leur lit.

L'ordonnance du *Breilh* est tout à fait différente de celle du *Couloubret*. Au *Couloubret*, galerie couverte et encaissée dans le sol ; au *Breilh*, une longue galerie, qui n'est séparée de l'air extérieur que par une élégante colonnade à l'italienne, donne accés dans les cabinets de bains où l'air et la lumière arrivent à flot. La proximité de l'hôtel pour les baigneurs logés dans l'établissement, compense ce que cette disposition, plus agréable à l'œil, peut présenter d'inconvénients sous d'autres rapports. Il y a vingt cabinets de bains avec vingt-quatre baignoires en marbre ou en granit, quatre douches pulvérisées de formes variées et deux grandes douches avec une pression de douze mètres. Les douches dites *Tivoli*,

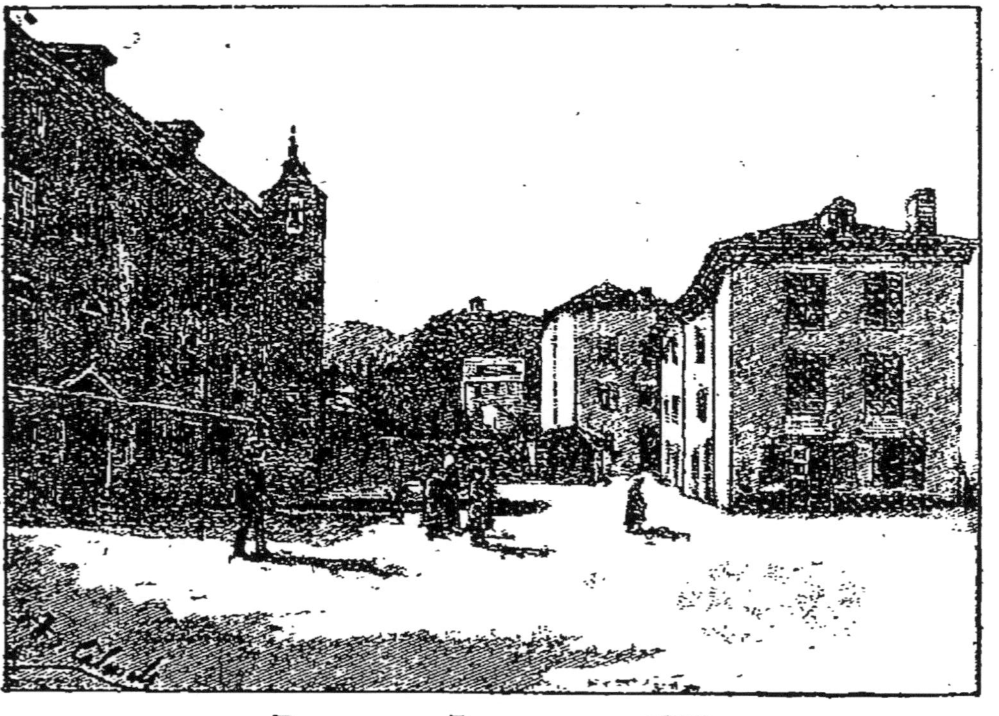

Place du Breilh en 1863.

ont été récemment l'objet d'une installation bien entendue, et elles n'ont pas manqué dans chaque section de bains, à donner les résultats habituels.

SOURCES DU BREILH

BAIN RIGAL.

Les sources qui alimentent le *Breilh* sont au nombre d'une douzaine. Elles sont recueillies dans des réservoirs clos qui se trouvent dans le jardin supérieur, adossés à la muraille qui fait le fond de l'établissement. L'eau thermale s'écoule par la simple loi de la pesenteur dans les baignoires. Il a suffi de déblayer et de construire l'établissement un peu en contre-bas, pour que les sources se trouvent naturellement retenues à une hauteur propice. Celles qui sont utilisées pour les bains sont au nombre de sept, avec un réservoir pour chacune d'elles; elles forment trois sections de bains, mais avec des modalités particulières, de baignoire en baignoire, pour ainsi dire, par suite des coupages très variés qu'on peut opérer avec le jeu des trois robinets qui alimentent les treize premières cabines. On le comprendra aisément si l'on se rend compte que les sources désignées sous les numéros 1, 4, 5, 7, 9, 11 sont employées dans les mêmes numéros des bains derrière lesquels elles se trouvent adossées, et que toutes sont renforcées par une source unique, abondante, hyperthermale à plus de 48°, eau sulfureuse en travail de désulfuration, qu'on désigne sous le nom de source *Longchamp*. Cette première série de bains, variés par les sources et les coupages dont ils sont l'objet, présente cependant, dans leurs effets et leurs applications thérapeutiques, avec quelques légères variantes, une grande uniformité. On les a nommés bains *Rigal*, du nom du chirurgien célèbre de Gaillac. Cet homme éminent fut quelque temps inspecteur des eaux d'Ax et leur conserva toute sa vie une bienveillance très profitable aux intérêts de la station. Cette bienveillance se conserva dans la mémoire de son fils Hippolyte, prématurément enlevé à la science et au département du Tarn qu'il représentait au Sénat avec tant d'honorabilité. C'est grâce aux deux *Rigal* dont l'influence était décisive dans leur pays, que tant de baigneurs du Tarn viennent, tous les ans, demander à nos thermes la guérison ou l'atténuation de leurs infirmités. Nous croyons payer une dette de reconnaissance en rappelant à la mémoire de tous, le nom de Rigal, porté par toute une dynastie de médecins recommandables.

Les bains *Rigal* présentent cette caractéristique d'être alcalins et les plus désulfurés de la station. Ce sont des bains *doux* par excellence. Aussi s'adressent-ils plutôt aux localisations morbides qu'au fond diathésique et conviennent-ils surtout à ces éléments morbides : *congestion*, *douleur*, *prurit*, *spasme*. L'éréthisme nerveux généralisé ou localisé dans une région ou dans un système ou simplement reflexe, est tributaire du bain *Rigal*. Il rend les mêmes services que ceux que l'on va demander à Ussat, à Capvern (*Bouridé*), à Bagnères-de-Bigorre, (*Salut*), pour ne parler que des stations Pyrénéennes. Etant donné la double gamme ascendante de nos quinze sections de bains, ils sont très utile pour tâter la susceptibilité de beaucoup de malades, qui sont de véritables *noli me tangere*, dont les antécédents morbides sont peu précis et qui offrent des symptômes à signification mal définie. Traitement de début, d'attaque ou d'approche, combiné avec une buvette appropriée, et quelques pratiques hydrothérapiques légères, les effets produits, indiquent vers quelles autres sections il nous faut aiguiller ces baigneurs, que nous appellerons, comme la famille des eaux auquelles on les adresse habituellement, *indéterminés*. Ils ont l'air d'être peu malades, mais sont, en définitive, peu commodes à diriger et beaucoup plus difficiles à améliorer quelquefois, que ceux qui nous arrivent absolument perclus de douleurs et plus ou moins impotents. Ces malades font le désespoir de leurs médecins et la fortune des stations de bains qu'ils parcourent, l'une après l'autre, avec presque autant de succès. Presque tous, avec une tare arthritique goutteuse ou des manifestations d'herpétisme, ils présentent avec une dilatation d'estomac appréciable et un foie qui n'est plus physiologique, un trouble de la nutrition et une suractivité circulatoire avec le plus souvent une hypertension nerveuse. Ce sont des congestifs greffés sur des anémiques, doués d'une intelligence vive mais déséquilibrée. Sans véritable esprit scientifique, ils ont la prétention de ne rien ignorer, et surtout des choses de la médecine, qu'ils invoquent continuellement, tout en restant sceptiques à l'égard du médecin. Ils sont le fléau de leurs voisins, le fardeau de leur famille et la fortune de tous ceux, en grand nombre, qui savent les exploiter. Ils sont aussi bien tributaires d'*Ussat* que de *Bagnères*, de nos bains désulfurés comme de la douche écossaise. Si les bains de mer ne leur conviennent pas, ces névrosés, ces *hépatisants,* ces *ptosiques* variés, doublés souvent de *phobiques*, ces déséquilibrés du ventre et d'ailleurs, ces neurasthéniques, ces surmenés de toutes sortes, ces diathésiques larvés ou mixtes, peuvent trouver dans nos eaux un élément tonique et sédatif qui leur convient suffisamment. Comme début de traitement le bain *Rigal* s'adapte très bien ainsi que les bains légèrement sulfureux du *Couloubret* et ceux d'*Eau Bleue* que nous étudions ailleurs.

Souvent, on arrive à les tremper et retremper dans nos sources les plus énergiques ; mais il serait imprudent de commencer par celles-là. Sujets très suggestionnables, il faut les amener, peu à peu, a cette idée que le bain sulfureux n'est pas excitant, comme il en a la réputation. Nous arrivons très bien à faire supporter les bains les plus actifs à ces névropathes, dont la circulation est indemne, à la condition qu'une thermalité mal réglée ne vienne dénaturer le génie naturel de nos sources, et qu'on fasse ce qu'on pourrait appeler leur éducation thermale.

Sans être débilitant, le bain *Rigal* a la propriété de calmer l'élément douleur, de même qu'il atténue l'éréthisme nerveux. Impuissant à modifier seul la diathèse et les localisations rhumatismales chroniques avec engorgements, qu'elles aient pour siège le tissu osseux ou cartilagineux, fibreux, ligamenteux, séreux ou cellulaire, il s'adresse aux névralgies ou plus simplement aux *algies* et *topoalgies*, qu'elles soient articulaires, musculaires, nerveuses et même viscérales, telles que gastralgie et entéralgie. Combiné avec des douches appropriées et la buvette d'*Eau bleue*, celle de *Longchamp* et même la *Petite sulfureuse*, il suffit à réveiller l'activité presque toujours défaillante du rein et du foie. Souvent aussi le médecin est obligé de compléter l'œuvre en agissant, suivant l'indication, sur les fonctions gastriques et intestinales. Alors le traitement devient franchement éliminateur, dépuratif, antidiathésique et convient à cette multitude de modalités pathologiques sur lesquelles on peut toujours mettre cette triple étiquette : ralentissement de la nutrition générale, auto-intoxication, réceptivité pour tous les germes infectieux.

Souvent, au début du traitement, surviennent chez les malades de ce genre certains troubles des voies digestives, avec poussée vers le foie ou les reins, provoqués par la mise en branle d'une activité qui n'existait plus dans les fonctions d'assimilation et de désassimilation. Il y a lieu de tâcher de les éviter, bien qu'ils soient la meilleure preuve que l'action thérapeutique commence à s'exercer ; mais ils ont l'inconvénient de troubler le malade et quelquefois le médecin.

Nous avons déjà exposé nos idées sur la pathogénie de la fièvre thermale et son traitement préventif, et n'avons pas besoin d'insister de nouveau.

Nous ne quitterons pas le bain *Rigal*, sans mentionner que les numéros 1, 2 et 10 présentent une note un peu spéciale, en ce sens, que les sources qui les alimentent contiennent plus de matière organique, quelques principes sulfureux de la source de *Longchamp* qui arrive par le robinet supérieur et que de plus ils peuvent se passer du mélange d'eau froide. Ces particularités, sulfuration faible et barégine, rapprochent cette sous-section du bain *Pilhes* et permettent de l'employer avec succès dans toutes ces affections douloureuses du petit bassin, ayant laissé un état catarrhal, des exsudats, des brides, des déviations et des rapports anormaux dans l'ensemble des organes génito-urinaires. Nous n'insistons pas après les développements dans lesquels nous sommes entré dans notre travail sur le Couloubret.

BAINS FILHOL ET FONTAN

A la section du bain *Rigal*, fait suite le bain *Filhol*, alimenté avec la source dite du n° 11 ou *Anglada* et le mélange de l'eau de *Longchamp*. Ces eaux hyperthermales ont besoin de l'adjonction de celle du torrent ou d'être versées à l'avance pour pouvoir être à température convenable. Bain à sulfuration moyenne, à altération rapide, c'est essentiellement le bain de transition qui permet de passer dans la troisième section, le plus sulfureux de l'établissement du Breilh, le bain *Fontan*. On ne saurait vraiment se plaindre que le Breilh n'ait pas suffisamment honoré les savants qui ont fait avancer la science si délicate de l'hydrologie pyrénéenne. Après *Longchamp*, déjà bien oublié des générations actuelles, voici Filhol qui tenait en si haute estime les eaux d'Ax, voici Fontan qui, bien que Luchonnais, eut le bon esprit de rendre justice à notre station, celle de toute la chaîne qui se rapproche le plus de sa célèbre rivale des Pyrénées centrales.

La Source *Fontan*, dont le réservoir se trouve comme celui des autres sources, derrière même les cabinets de bains, est une des sulfureuses fortes de la station, avec la particularité qu'elle se transforme rapidement dans la baignoire et qu'elle est celle des eaux d'Ax qui présente le mieux le phénomène curieux du blanchiment. Barèges a son eau polysulfurée avec un œil verdâtre ; Luchon a sa *Blanche*, dont elle est fière ; Ax a son eau *Bleue* et son eau *Blanche* et n'en est pas moins modeste. Si, dans le bain du *Mystère*, on peut obtenir du louchissement, le *Fontan*, à l'instar d'un chocolat fameux, est le seul qui blanchisse... en s'aérant et en se mélangeant. On a beaucoup discuté sur le blanchiment des eaux sulfureuses, après qu'on a essayé d'en faire, pour ainsi dire, l'objet d'un monopole. Le phénomène se produit moyennant un artifice des plus simples. L'artifice consiste à ajouter l'eau froide du torrent en quantité suffisante et en deux fois. Le premier mélange provoque la transformation du monosulfure en polysulfure, le second décompose le polysulfure et met le soufre en liberté. Ce sont les particules impondérables de soufre qui, en suspension dans l'eau, la font blanchir. Il faut encore une condition : il faut que l'eau soit *hyperthermale* pour pouvoir conserver une chaleur suffisante avec ce double coupage d'eau minérale froide, *vulgo* du torrent. On comprend alors pourquoi certaines sources de Luchon et d'Ax peuvent *blanchir* et pourquoi les eaux de Barèges ne peuvent que prendre une teinte jaune verdâtre, indice du premier degré de transformation. La thermalité trop faible de Barèges lui interdit la double adjonction d'eau froide. Son caractère essentiel est sa richesse et sa fixité en polysulfures.

L'action des bains sulfureux, à eaux blanchissantes, diffère selon qu'on provoque le phénomène du blanchiment ou qu'on ne le provoque pas, suivant qu'on se plonge dans l'eau pendant qu'il se produit ou qu'on attend qu'il soit complètement effectué. Car, si l'on n'ajoute pas d'eau du torrent, le bain *Fontan*, comme ses similaires, ne blanchit plus ; c'est un bain à sulfuration déterminée, se désulfurant beaucoup plus lentement qu'avec le coupage et passant par les dégradations successives qui empêchent la suspension dans l'eau des molécules de soufre, de se produire. Trois modalités, trois effets. Avec l'eau pure, prédominence de l'action tonique, avec l'eau en train de blanchir, action excitante, avec l'eau blanchie, action dépurative, topique et modificatrice de la peau, avec cette supériorité sur les eaux de Luchon, que nos eaux présentent une alcalinité plus grande qui se rapproche de celle qui caractérise le groupe voisin des Pyrénées Orientales.

QUELQUES GÉNÉRALITÉS SUR LES DERMATOSES

L'altération extrême du bain *Fontan*, qui partage avec celui du *Mystère* cette qualité qu'il faut savoir utiliser, donne les indications mêmes de son application. Stimulant de la peau, il s'adresse surtout à toutes les manifestations cutanées torpides de l'herpétisme et de la scrofule. Les arthritides réclament, en général, un bain qui ne soit pas en travail de décomposition et simplement alcalin. Il faut que la peau ne soit plus trop congestible. Les scrofulides sont surtout justiciables du bain *Fontan,* depuis l'érythème chronique, désespoir de tant de femmes, jusqu'aux trajets fistuleux des tuberculoses localisées, sans oublier les formes impétigineuses de l'*eczema*. Le prurigo, qui reprend en dermatologie la place que lui avait donnée Villan, si variable dans ses causes, si multiple par ses formes secondaires, tantôt *eczématisantes* tantôt *lichénisantes*, est également justiciable du bain *Fontan.* Les formes squammeuses de l'herpétisme, le *lichen*, le *psoriasis,* diverses formes de dermatites exfoliatrices, viennent se *décaper* et *blanchir* après une certaine excitation qu'il convient de modérer. Après les avoir suffisamment *détrempés* dans le *Fontan,* on les *trempera* dans le *Viguerie* ou le *Bain Fort* du Modèle et l'on pourra espérer venir à bout, plus ou moins, d'un processus essentiellement envahissant et récidivant. La *séborrhée, l'acné*, qui en est l'accompagnement fréquent, la *furonculose,* les *folliculites* sont aussi modifiées par le *Fontan* qui fournit ainsi un des échelons les plus intéressants de la cure thermale, avec le bain du Mystère et le Bain Fort du Modèle.

Notre organisme est un laboratoire permanent de poisons. Ces poisons appelés *toxines, ptomaïnes, leucomaïnes,* puisent leur origine dans les aliments et sont produits, avec des modalités diverses, dans toutes les périodes de la digestion, et tout le long du canal intestinal. Ils sont aussi sécrétés par les microbes qui pullulent dans tout notre système digestif. Enfin, une des sources des poisons organiques, qu'il n'y a pas lieu de dédaigner, provient de l'activité même de la vie cellulaire. Presque toutes les maladies de la peau sont provoquées et entretenues par une production anormale de tous ces poisons, dont une partie est obligée de chercher dans le tégument externe une porte de sortie. Plusieurs circonstances viennent aggraver encore cette situation. Si le foie, dont l'importance en pathologie ne saurait plus être méconnue, car il est, tour à tour, antiseptique, toxique ou infectieux, si le foie, dis-je, n'oppose pas à l'invasion des *toxines*, une barrière suffisante, si le rein ne suffit plus à sa tâche essentielle de dépuration, d'élimination, on peut dire que l'imminence morbide existe. La peau, obligée de suppléer à une besogne pour laquelle elle est fort mal disposée, étant avant tout un organe de revêtement et de protection, s'irrite. L'activité anormale qu'elle est obligée de déployer enlève toute solidité, toute cohésion aux cellules épidermiques. Empoisonnées par les sécrétions microbiennes de l'intérieur et les toxines propres à notre organisme, celles-ci se laissent en outre infiltrer par les colonies microbiennes de l'extérieur, essentiellement *aérobies*, c'est-à-dire, avides d'oxygène. Ces microbes constituent le second facteur des dermatoses. Elles se constituent ainsi de mille manières, d'abord, avec le prurit, qui est à la peau ce que la névralgie est ailleurs, ensuite avec les exfoliations anormales et excessives de l'épiderme, les congestions exagérées du derme et de l'hypoderme, les exsudations exagérées de ses glandules, qui sont pour les germes pathogènes un excellent bouillon de culture, les proliférations variées dans le système cellulaire, circulatoire, lymphatique, etc.

J'en ai dit assez, non pour faire une leçon de dermatologie, mais pour expliquer qu'il ne faut pas demander, aux bains, quels qu'ils soient, plus qu'ils ne peuvent donner. Le plus souvent en effet, les bains et les douches pulvérisées, modificatrices mécaniques et vitales de nos téguments suffisent à une partie du traitement, mais on ne peut leur demander de provoquer une rénovation normale et définitive de notre épiderme altéré. Ce qu'on a appelé la *Kératinisation*, reste à faire. La cure thermale, le régime, le climat, l'altitude, tout cela contribuera à diminuer l'encombrement des *toxines*, exaltera la puissance de nos humeurs, au point de vue *bactéricide*, mais la stimulation même donnée à notre revêtement épidermique, *congestionné* et *suroxygéné*, empêchera une production cornée de s'établir, suffisamment solide pour servir de barrière à toute invasion nouvelle extérieure ainsi qu'a l'élimination de produits, devenus d'ailleurs plus normaux et moins nombreux. Au traitement thermal intus et extrâ, il faut ajouter des applications *topiques*, qu'il faut choisir dans la classe des médicaments dits *réducteurs*, dont la fonction principale est de soustraire l'oxygène aux tissus avec lesquels ils sont en contact. Cette soustraction d'oxygène est indispensable pour que les cellules épidermiques se *kératinisent* c'est-à-dire, prennent enfin cette consistance *cornée* nécessaire qui met un terme à une production de cellules épidermiques habituées à s'exfolier avec une facilité désespérante. Les agents topiques, dits réducteurs, qui ont donné les meilleurs résultats, sont l'*acide salicylique*, la *résorcine*, l'*acide pyrogallique* la *chrysarobine*, *l'ichtyol*, etc.

Cette soustraction d'oxygène par les agents dits *réducteurs*, a encore pour effet de rendre ceux-ci vraiment *antiseptiques*; les germes pathogènes de la peau étant essentiellement *aérobies*, cela veut dire qu'ils ont besoin de ce même oxygène que vient leur enlever le précieux agent pharmaceutique. Le traitement thermal fournit l'action vitale, dynamique, mais le plus souvent l'action chimique de l'agent réducteur, microbicide et *tannant* de la peau est indispensable. Le traitement des dermatoses a subi dans ces dernières années, grâce à des travaux fort importants, un renouvellement complet. On s'explique mieux pourquoi, très souvent, la cure thermale était impuissante. Modificatrice bienfaisante de l'organisme, il y avait une partie du traitement qui restait à faire. Le bain activait une production de cellules qui s'exfoliaient, sans tendance suffisante à la *kératinisation*. Cette lacune est comblée de jour en jour, grâce aux précieux *épithèmes* que les dermatologistes nous ont appris à manier et grâce surtout à une pathogénie plus scientifique, dont le microbisme et l'auto-intoxication forment toujours la base essentielle, comme pour la presque universalité des états chroniques.

DE QUELQUES APPLICATIONS DU BAIN FONTAN

Après cette digression un peu longue, qu'on nous excusera à cause de l'intérêt du sujet, nous dirons que le rhumatisant faible, peu congestible, avec des jointures grosses, empâtées, dans lesquelles les mouvements communiqués et la pression déterminent cette sensation caractéristique de neige qu'on écrase, se trouve bien du bain *Fontan,* que l'on administrera successivement blanchi ou en train de blanchir. C'est le bain qui convient aux lymphatiques, aux chlorotiques, non névropathiques et faiblement menstruées.

L'action tonique et excitante présente des avantages pour ces malades qui iront au besoin demander au *Viguerie* le complément de leur cure. Nous estimons qu'il est avantageux de faire passer successivement les baigneurs dans des bains à sulfurations diverses offrant une succession d'effets. Pour assurer l'imbibition profonde, la saturation complète par l'élément sulfureux, on fait comme le tanneur qui trempe ses peaux dans des bains tanniques de plus en plus énergiques. Le *Mystère*, comme le *Fontan*, sont l'antichambre presque obligatoire du *Viguerie*.

Dans la diathèse spécifique, le bain *Fontan*, comme certains bains du *Modèle* que nous étudions plus loin, nous ont rendu des services, soit que nous employons le traitement sulfureux isolément ou combiné avec le traitement pharmaceutique plus ou moins intensif. Mêmes remarques pour les manifestations cutanées de cette diathèse que pour les autres dermatoses, que les syphilides, existent avant la cure, ou qu'elles apparaissent pendant le traitement. Le traitement local assurera beaucoup plus vite la guérison du tégument et l'on est d'avis, aujourd'hui, qu'il vaut mieux guérir, aussi rapidement que possible, ces apparitions *polymorphes*, qui ne témoignent, nullement, que le mal trouve, par la peau, une porte de sortie et une atténuation ; ce sont des signes de l'immanence du virus, voilà tout. Ils ne prouvent rien, ni pour, ni contre la gravité ou la bénignité de l'affection, véritable boîte à surprises, avec laquelle, il faut autant que possible ne pas se laisser devancer, si l'on veut éviter l'infection viscérale, la seule, qui présente une gravité en rapport avec les organes atteints.

Le *Fontan* est encore un des éléments du traitement des affections des voies respiratoires, passées à une chronicité bien établie et lorsqu'on n'a pas à craindre d'exacerbation. Il convient aussi à l'administration des pédiluves, des demi-bains, et grâce à ces moyens de début, on peut arriver à faire baigner des malades auxquels l'immersion complète, trop rapide, risquerait de provoquer des phénomènes de congestion, de cardialgie et d'oppression. La température, généralement assez élevée dans ce cas, doit en être réglée convenablement, car elle doit entrer en ligne de compte dans ce procédé hydriatique.

Les affections chroniques des organes du petit bassin chez la femme, quand elles ne présentent plus d'excitabilité probable ni de phénomènes douloureux, trouvent, dans le bain *Fontan*, un précieux agent de modificatian contre l'état local et la diathèse. L'eau blanche en injections à 40° et plus, est un excellent topique des cols gros, granulés, saignant avec une facilité déplorable et donnant lieu à des écoulements abondants muco-purulents. La douche locale, sans pression et longtemps continuée, constitue un moyen d'*aseptiser* le milieu qui a été, primitivement, le siège d'un processus infectieux *quelconque*. Ce traitement inoffensif permettra d'utiliser, avec plus de fruit, les procédés gynécologiques, médicamenteux ou chirurgicaux, avec lesquels, nous obtenons des effets curatifs véritablement définitifs, surtout, s'ils sont précédés ou suivis de cures thermales appropriées.

On excusera les longues dissertations auxquelles nous nous sommes livré, à l'occasion des bains *Fontan*, et qui peuvent s'appliquer à quelques autres sections de bains que nous étudions dans d'autres chapitres de ce livre.

BUVETTES

LA PETITE SULFUREUSE

Après avoir accordé d'assez long développements aux Bains de l'hôtel Sicre, développements qui s'appliquent autant aux Bains *Rigal* et aux Bains *Fontan* qu'à quelques-uns du *Couloubret*, et à certains de l'établissement thermal *Modèle*, nous allons consacrer plusieurs pages à une des buvettes du Breilh qui représente, pour nous, un de ces types, *très rares,* d'eau sulfureuse, pour l'usage interne. Au milieu de la diversité extrême de nos sources, diversité qui permet des applications thérapeutiques, tellement multiples, qu'on peut affirmer que la plupart des états chroniques justiciables des eaux minérales, peuvent trouver à Ax l'occasion d'y poursuivre une cure, deux de nos éléments thermo-minéraux se distinguent, en toute première ligne, dans notre station, par leur spécificité d'action, au point de vue particulier de la médication sulfureuse. Le *Bain Viguerie,* alimenté par une source très abondante, représente le type le plus élevé du bain sulfureux, dans toute sa pureté, dans toute son activité et cela, grâce à une fixité bien rare, dont nous avons expliqué la raison.

La *Petite sulfureuse* est une buvette, que nous n'hésitons pas à déclarer aussi bonne que les plus fameuses, qui doivent leur célébrité, encore plus à la réputation des médecins qui les ont vantées, qu'à leur supériorité intrinsèque.

La *Petite sulfureuse* à laquelle la reconnaissance de nombreux malades a voulu imposer la prétentieuse qualification de *Miraculeuse*, est évidemment la bien nommée, ne débitant guère plus d'un tiers de litre par minute. Elle prend naissance là-même où on la boit. Son mince filet s'épanchait à l'air libre où on la recueillait comme on pouvait. On la nommait avant qu'on l'eût captée et amenée au robinet actuel, l'*Eau du Ciel ouvert*. Nous avons la prétention de croire qu'elle vaut ses grandes sœurs, du *Pré* à Luchon, de la *Raillère* et de *Mauhourat* à Cauterets, de la *Source Vieille* à Eaux Bonnes. Elle présente surtout les qualités combinées des deux sources de Cauterets qui ont établi la réputation de cette station célèbre. Plus sulfureuse que *Mauhourat*, elle présente la parfaite digestibilité de cette dernière, avec l'activité spécifique accordée, à juste titre, à la *Raillère*, malheureusement impatiemment supportée par beaucoup d'estomacs. D'une température favorable à sa digestion et à sa diffusion (35° à 45°, suivant les conditions diverses de puisage), elle a une saveur douce et une odeur que Gustave Astrié compare à celle des œufs bouillis. Elle n'a pas cette odeur d'œufs couvés que l'on attribue gratuitement à toutes les eaux sulfureuses et qui n'existe que dans celles qui contiennent des proportions notables de gaz sulfhydrique. La présence de ce gaz les rend peu agréables à l'odorat et au goût et pénibles à beaucoup d'estomacs. Ceux-ci sont déjà, trop souvent, disposés à dégager des vapeurs sulfhydriquées, ce qui révèle une peptonisation viciée des principes albuminoïdes. La *Petite sulfureuse* ne renferme pas plus que la *Raillère* d'acide sulfhydrique et, c'est avec juste raison, que les médecins de Cauterets protestent, comme nous, contre ce goût d'œufs couvés. Ils proclament que la saveur de leur *Raillère* est simplement celle d'œufs *frais* à la coque. Comme elle aussi, notre *Petite sulfureuse* est onctueuse au toucher, renfermant une quantité de matière organique légèrement supérieure à celle trouvée à Cauterets.

On ne nous accusera pas d'avoir jusqu'ici abusé des chiffres d'analyse chimique. Ces chiffres d'une aridité sans égale, sont oubliés aussitôt que lus, et ils n'apprennent pas grand'chose au public. Il faut être fait à la minutie des quantités infinitésimales de principes actifs, trouvés dans une eau sulfureuse, pour s'y intéresser véritablement.

Nous allons nous livrer à une analyse comparative des sources dont la réputation est la mieux assise, pour bien montrer que les résultats trouvés par les chimistes, permettent d'ajouter foi à ceux obtenus par les cliniciens. Dans nos parallèles, nous laisserons de côté les buvettes du *Pré*, de Luchon, plus chaudes (de 43° à 60°) et renfermant des quantités bien plus grandes de monosulfure sodique et surtout, de gaz sulfhydrique. Mais, sa richesse en principes sulfurés et sa pauvreté en alcalins, autres que ceux des sulfures, des sulfites et hyposulfites, rendent cette buvette peu applicable à beaucoup d'estomacs, en plus que, malgré les coupages qu'on lui fait subir, il faut compter, avec ses qualités ou ses défauts, de rémède trop excitant. Luchon, a voulu servir de type à la médication sulfureuse, parce que l'analyse chimique de certains de ses griffons, révélait des chiffres bien supérieurs. Mais cette note extrême, exagérée de la médication sulfureuse sulfhydriquée, non tempérée par les principes alcalins, n'a servi qu'à répandre, sur la médication sulfureuse pyrénéenne, des idées excessives, contre lesquelles nous protestons, absolument, ainsi que les médecins de Cauterets. La clinique luchonnaise, malgré la notoriété légitime de ses praticiens a contribué, avec celle des Eaux-Bonnes et les théories de Pidoux et de Fontan, à mettre la médication sulfureuse, en général, dans une défaveur qu'elle ne mérite dans tous les cas nullement, ni à Barèges, ni à Ax, ni à Cauterets. Nos tendances thérapeutiques et doctrinales, en général plus tempérées, nous ont épargné bien des exagérations, bien des déboires.

Ce préambule terminé, revenons à l'analyse comparative, entre la *Petite sulfureuse* et ses célèbres rivales d'Eaux-Bonnes et surtout de Cauterets. D'après Willm (1886), *la Petite sulfureuse* renferme par litre 0,0228 de monosulfure de sodium. La *Source vieille* d'Eaux-Bonnes donne 0, 0224 (Filhol), la *Raillère* 0,0177 (Filhol et Réveil), *Mauhourat* 0,0152 (Byasson). S'il est permis d'assurer, que le principe sulfuré sodique est la partie vraiment active, vraiment médicinale d'une eau sulfureuse, comme qui dirait son alcaloïde, on peut se rendre déjà compte, que notre *Petite sulfureuse*, ne fait pas mauvaise figure à côté de ses grandes sœurs ; mais ce n'est pas, à cause de quelques milligrammes de plus, que nous allons triompher ; car, ainsi que le dit très bien Durand-Fardel, *la valeur et la qualité d'une source quelconque, n'a pas à se mesurer, comme on le faisait autrefois, à sa richesse en soufre, déterminée à l'aide de la sulfurométrie, mais à ses aptitudes à tel ou tel mode de transformation.* A Luchon, le sulfure, d'ailleurs si abondant dans quelques griffons, a une tendance à se dépenser en gaz sulfhydrique ou à former un lait de soufre, à Barèges, il se concentre en polysulfure, à Ax et à Cauterets, le principe sulfureux a une propension à se transformer en hyposulfite. Astrié et Byasson ont insisté, avec juste raison, sur l'importance de cette transformation, qui doit surtout s'accomplir dans l'intimité de nos tissus : la formation opérée déjà à la buvette de quantités appréciables d'hyposulfites et de sulfites contribue à rendre l'eau moins digestible. C'est ce qui arrive pour l'eau de la *Raillère* qui renferme déjà trop d'hyposulfite, 0,0829 d'après Filhol et Réveil, tandis que la *Petite sulfureuse* n'en contient que 0,0056, d'après Willm. Cette faible proportion d'hyposulfite dans notre *Petite sulfureuse* est, tout à fait, à l'avantage de cette dernière. Cette particularité, et celle non moins importante, des autres principes alcalins qu'elle renferme, contribuent à la rendre facilement assimilable.

Une circonstance favorable aux effets thérapeutiques d'une eau sulfureuse, c'est la présence du silicate de soude. Elle ne manque pas dans nos eaux. Il y a même lieu de rappeler, que c'est dans les eaux d'Ax, que ce principe a été, pour la première fois, signalé en même temps que le manganèse. Au commencement de ce siècle, Dispan, professeur à la Faculté des sciences de Toulouse, révéla le fait, dans une des premières analyses, vraiment scientifiques,concernant les eaux sulfureuses. Depuis cette époque,les médecins de Cauterets ont insisté sur la présence, dans leurs eaux, des silicates, dont ils partagent, pour ainsi dire, avec nous, le monopole.

Si les Eaux-Bonnes sont très pauvres en principes alcalins, autre que le sulfure, Cauterets, de même que Luchon, Barèges et Saint-Sauveur,renferment beaucoup moins de carbonates et de silicates, qu'on ne le croit généralement, ainsi que le constate Filhol ; nos eaux d'Ax, sont beaucoup plus alcalines que celles des Pyrénées centrales. Cette constatation est des plus importantes, car les principes alcalins, loin de contrarier la diffusion de l'élément sulfureux, la favorisent, et font disparaître toute crainte d'excitation trop vive, dont il faut toujours tenir compte à Eaux-Bonnes, où, l'on continue, à ne pas modèrer le caractère congestionant particulier à ses eaux, caractère, qui n'est nullement en rapport avec la richesse en sulfure, mais avec son alcalinité très faible. La boisson, presque exclusiment employée, ne trouve pas dans les pédiluves, les bains ou les douches, l'effet révulsif si utile que nous obtenons, à volonté, à Ax, et que l'on se garde bien de ne pas rechercher à Cauterets.

Question de doctrine ! C'est toujours l'éternelle histoire de l'inflammation substitutive, qui, nous paraît bien à la veille d'avoir fait son temps et d'être, à tout jamais, enterrée avec les recherches nouvelles sur les maladies infectieuses. Grâce au complément hydrothérapique que nous sommes habitué à manier dans notre station, nous entretenons sur l'ensemble du tégument extérieur, une révulsion, des plus appréciables et des plus utiles, dans le traitement des maladies des voies respiratoires. Nous pouvons ainsi, pousser assez loin l'usage interne de l'eau sulfureuse, grâce, tout d'abord, au génie naturel de notre buvette, nullement congestionnante, et aussi, grâce au traitement hydriatique combiné et varié suivant les indications. Il y a déjà bien longtemps, puisque c'est dans la première moitié du XVIIIe siècle, que J. F. de Borie, de Cauterets, a écrit : *Les bains aident et disposent le corps, à recevoir la bonne impression des eaux prises intérieurement.* C'est toujours très exact. En définitive, ce qui fait, à vrai dire, le mérite de la *Petite sulfureuse*, c'est, avec une sulfuration assez élevée, une minéralisation par des principes alcalins, non dérivés du soufre même, qui assure sa parfaite digestibilité, et constitue ainsi une boisson *apéritive* et *eupeptique*, dont les estomacs les plus fatigués s'accommodent parfaitement. Cette précieuse qualité est reconnue, sans conteste, par la généralité de nos malades et c'est sur les indications de certains, qui avaient fait des cures à Cauterets, que nous croyons pouvoir affirmer, que la *Petite sulfureuse* rend exactement les mêmes services que les deux sources jumelles, la *Raillère* et *Mauhourat*. Une partie de ces excellents résultats est due, à coup sûr, à la présence des carbonates de soude et de potasse, qui font complètement défaut dans les eaux de Cauterets, et dans des porportions de silicates de soude, de potasse et de magnésie bien plus considérables, que celles trouvées dans les eaux de la *Raillère*. L'alcalinité par les bicarbonates dépasse le chiffre de 0,0700, la quantité des silicates, d'après Filhol, dépasse le chiffre remarquable de 0,1300. La Raillère en renferme moins que le tiers, soit 0.0405. Les sels de chaux (carbonates et silicates), si utiles comme agents reconstituants, arrivent au chiffre de 0,0590. A Cauterets, nous ne trouvons que le silicate de chaux avec le chiffre de 0,0324. Si le fluor a été découvert dans la *Grande source sulfureuse* du *Modèle*, la *Petite Sulfureuse* ne paraît pas en contenir. Mais elle présente un choix de principes métalliques qui contribuent, à coup sûr, à compléter ses effets si remarquables. L'analyse y reconnaît des traces de fer, d'arsenic, de lithium, d'iode, de bore et de phosphore. Le manganèse et le cuivre figurent dans d'autres sources de la station, par exemple dans la source *Fontan*, peu utilisée comme buvette. Le poids total des éléments, trouvés dans la *Petite Sulfureuse,* s'élève à 0,2286 (Filhol), à 0,2548 (Willm). Le total des éléments de *La Raillère* d'après Filhol et Réveil varie de 0,1842 à 0,2036. A ces chiffres, comme à ceux de la *Petite Sulfureuse,* il convient d'ajouter 0,0350 de matière organique à *La Raillère,* 0,0400 à la *Petite Sulfureuse.* Il faut observer que la Raillère n'offre qu'un élément en quantité plus notable, l'hyposulfite de soude. C'est ce principe qui contribue à la rendre peu digestible, sans rien ajouter à son activité spécifique.

Nous pensons nous être suffisamment étendu sur les chiffres fournis par l'analyse chimique, et sur la comparaison avec ceux de la *Raillère,* dont, avec raison, on a fait un des types les plus remarquables de la médication sulfureuse interne. On ne s'étonnera plus autant, d'une prétention qui pouvait paraître excessive, que notre modeste buvette arrive à nous donner, tout au moins, les mêmes effets que ses grandes sœurs si utilement combinées, *Mauhourat* et la *Raillère.*

Voyons maintenant, quelle est l'action d'une eau, aussi éminemment assimilable que l'eau sulfureuse alcaline, la *Petite Sulfureuse.* Le premier effet, très remarquable, est facilement constaté par les malades, dès les premiers jours ; elle est apéritive et digestive, *eupeptique,* suivant le vocable de l'école. Deuxième effet, action tonique qui ne manque pas de se révéler, mais qui se trouve un peu masquée par la combinaison du traitement hydriatique, plus ou moins complexe. Le troisième effet, se fait sentir plus tard, et se prolonge bien plus longtemps que celui, obtenu aux eaux salines ou arsénicales en vogue, effet *trophique*, *antidyscrasique*, *antidiathésique*. La diathèse importe peu. Pidoux ne manquait pas de remarquer, avec raison, que le traitement sulfureux est une médication autrement à longue portée que la médication par les eaux arsénicales. Nous n'avons rien à ajouter à une assertion partant d'une bouche aussi autorisée; en revanche, nous avons recueilli des observations fort intéressantes qui nous ont convaincu de l'effet *rhumatogène*, chez quelques malades, des eaux arsénicales, ce qui ne doit pas étonner, étant donné l'action de l'arsenic sur la nutrition et son effet nuisible sur l'*hépatisme*, ce grand facteur de l'arthritisme (Glénard). Broussonnet, Jean Louis Victor, de Montpellier, qui réédita Bordeu, avait déjà appelé, il y a plus de 50 ans, l'attention des médecins sur le retentissement détestable de l'arsenic sur le foie (1). Lanceraux, tout récemment, a montré ses méfaits sur le système nerveux. Je n'insiste pas davantage pour le moment.

Une eau sulfureuse, bien supportée, n'est pas

(1) Nous tenons cette assertion du très vénérable Dr Bordes-Pagès, ancien chef de clinique de Broussonnet, auteur bien connu de mémoires importants sur les Eaux d'Aulus.

plus antiarthritique, qu'antiherpétique ou anti-tuberculeuse, (entendant, que la scrofule doit rentrer dans la tuberculose, dont elle n'est qu'une modalité). La médication sulfureuse s'adresse à toutes les diathèses par son action immédiate et secondaire sur l'organisme, sur la nutrition générale, sur les centres nerveux, sur la circulation dont la tension se trouve presque immédiatement relevée et je n'ai pas besoin d'insister sur l'importance du fait, étant donné que la plupart des diathésiques, des surmenés, des neurasthéniques sont en habituel état d'*hypotension*.

Elle opère également sur les éléments cellulaires qu'elle rend plus vigoureux, sur les plasmas qu'elle rend plus fluides, facilitant les échanges, assurant des oxydations plus complètes, et les éliminations plus copieuses des produits mal élaborés, viciés, trop nombreux ou franchement toxiques. Pendant un certain temps, on croyait faire l'éloge d'une eau minérale, en vantant ses qualités antiseptiques. Il est fort heureux qu'il n'en soit rien ; une eau thermale est, au contraire, le plus souvent, un excellent bouillon de culture ; c'est comme tel, qu'elle agit sur les éléments primordiaux, pour relever leur vitalité. C'est ainsi, qu'elle leur permet de résister, avec plus de succès, d'abord, contre l'envahissement des germes *pathogènes*, ou d'arriver à s'en débarrasser, en exaltant la qualité bactéricide des sérums et la puissance *phagocytaires* des leucocytes et autres cellules, qu'elles soient fixes ou mobiles, *macro-*

phages ou *microphages*. On concède, que l'action générale imprimée par le soufre, n'aurait qu'un caractère *dynamique*. Nous nous en contentons et nous l'apprécions beaucoup plus que l'action *chimique* que l'on s'empresse d'accorder aux chlorurées et aux bicarbonatées.

C'est pour cela, que la médication sulfureuse s'adresse à tant d'éléments morbides. C'est parce qu'elle relève le dynamisme vital, d'une manière générale, qu'elle arrive aussi bien, sinon mieux, qu'avec une action chimique, à être antidiathésique, antiseptique, en ce sens bien entendu, qu'elle diminue la réceptivité de l'organisme, en exaltant le fonctionnement de nos réserves *phagocytaires*, s'adressant ainsi, à presque tous les états morbides chroniques, qui, puisent, *tous*, leur origine dans ces trois sempiternels facteurs associés et combinés, de mille manières, *ralentissement de nutrition*, *autointoxication*, *microbisme* plus ou moins latent, la viciation des actes nutritifs, dominant et précédant, toujours, le processus pathologique, quel qu'il soit. Aussi nous ne comprenons pas sur quoi se base le Dr Jules Félix, professeur d'Hydrologie à la Faculté de Bruxelles, pour venir déclarer, tout récemment, que les eaux sulfureuses doivent être interdites à tous les diathésiques cancéreux, alors qu'il recommande les autres groupes d'eaux minérales variant sa thérapeutique thermale, suivant que les cancéreux sont arthritiques, herpétiques, lymphatiques ou polysarciques !!!

L'eau de la *Petite Sulfureuse* est très employée en gargarismes et irrigations nasales. Son action topique est très remarquable dans toutes ces altérations chroniques du nasopharynx, irradiant vers la trompe d'Eustache, les sinus, les voies lacrymales, les amygdales, le larynx et entretenues par les diathèses scrofuleuses, arthritiques, herpétiques ou syphilitiques.

Une des qualités précieuses de cette buvette, sur laquelle nous appelons, tous les ans, l'attention des baigneurs, c'est qu'elle calme davantage la soif que les boissons glacées réputées les plus *altéricides;* beaucoup de personnes ontpris l'habitude de la boire, en allant se coucher, habitude, que l'on retrouve aussi, chez les fidèles de l'eau du *Coustou.*

Nous aurions mauvaise grâce à ne pas rappeler que le même avantage se retrouve avec l'eau de *Mauhourat* à Cauterets.

A côté de la *Petite Sulfureuse*, nous devons une mention spéciale à la buvette de *Longchamp*, très appréciée aussi par les baigneurs, qui fréquentent l'établissement du Breilh. Moins complètement désulfurée que l'eau *Bleue,* et moins hyposulfitée, son alcalinité présente un des chiffres les plus élevés de la station. Ses effets, sont très analogues à ceux de l'eau du *Mystère* et de l'eau *Bleue.* Ses indications sont les mêmes ; comme les précédentes, elle stimule les fonctions du rein et provoque des éliminations très copieuses, activant, en même temps, celles de la peau, surtout, si, comme nous ne cessons de le recommander, on la boit à une bonne température, au-dessus de 36°. Sa digestibilité s'augmente d'autant, qu'elle est plus chaude. Nous l'employons avec avantage, ainsi du reste que l'eau *Bleue*, et quand l'indication se présente, comme véhicule des préparations lithinées ou salicylées, préférant, bien entendu, celles qui sont dites, *effervescentes*. L'action du salicylate, en particulier, se trouve sensiblement augmentée, de l'aveu même des malades habitués à ce médicament, et nous n'avons jamais eu besoin de dépasser la dose de deux grammes, dose dont l'effet ne tarde pas à se faire sentir. Car il nous arrive quelquefois des malades, encore dans la période d'acuité.

Nous conseillons, souvent aussi, l'adjonction des *sels de Vichy*, également *effervescents*, à certains estomacs qui boivent plus agréablement et supportent mieux une boisson tiède, chargée de gaz carbonique ainsi que d'une certaine proportion de bicarbonate de soude, ce qui ajoute à l'eau, non sans profit, des qualités *eupeptiques*. Ces adjonctions diverses ne doivent pas se faire avec les eaux sulfureuses pures, qui doivent être toujours bues *rapidement*, telles qu'elles sortent du robinet.

Signalons, pour terminer, une buvette d'eau alcaline froide, recherchée comme eau de table, en remplacement des eaux de la ville qui influencent désagréablement les entrailles de nombreux étrangers. Mais cet inconvénient ne va pas tarder à disparaître, car la ville d'Ax va être alimentée sous peu par une eau de source ayant toutes les qualités nécessaires pour la consommation.

TABLEAU DES SOURCES ALIMENTANT LE BREILH

NUMÉROS D'ORDRE.	DÉNOMINATION DES SOURCES.	SECTIONS ALIMENTÉES.	TEMPÉRATURE.	DÉBIT PAR 24 HEURES	PAR LITRE Sulfure de sodium.	PAR LITRE Alcalinité
1	Source n° 1	Rigal.	35° »	8.640	0.0010	0.0700
2	Source n° 4	—	41° »	6.719	0.0024	0.0710
3	Sources n° 5 et 6	—	38° »	4.608	0.0015	0.0705
4	Sources n° 9 et 10	—	32° »	9.576	0.0012	0.0708
5	Anglada ou du n° 11 ..	Filhol.	47° »	10.800	0.0010	0.0710
6	Longchamp ou n° 7	Rigal et buvette	48° »	16 608	0.0199	0.0700
7	De la Pyramide ou douch.	Douches.	68° »	4.215	0.0184	
8	Fontan	Fontan.	55° »	8.640	0.0160	0.0685
9	Hardy ou de l'étuve	Douches, Pulvérisations.	66° »	54.000	0.0222	0.0913
10	Petite sulfureuse.........	Buvette.	45° »	500	0.0228	0.0988

LE MODÈLE

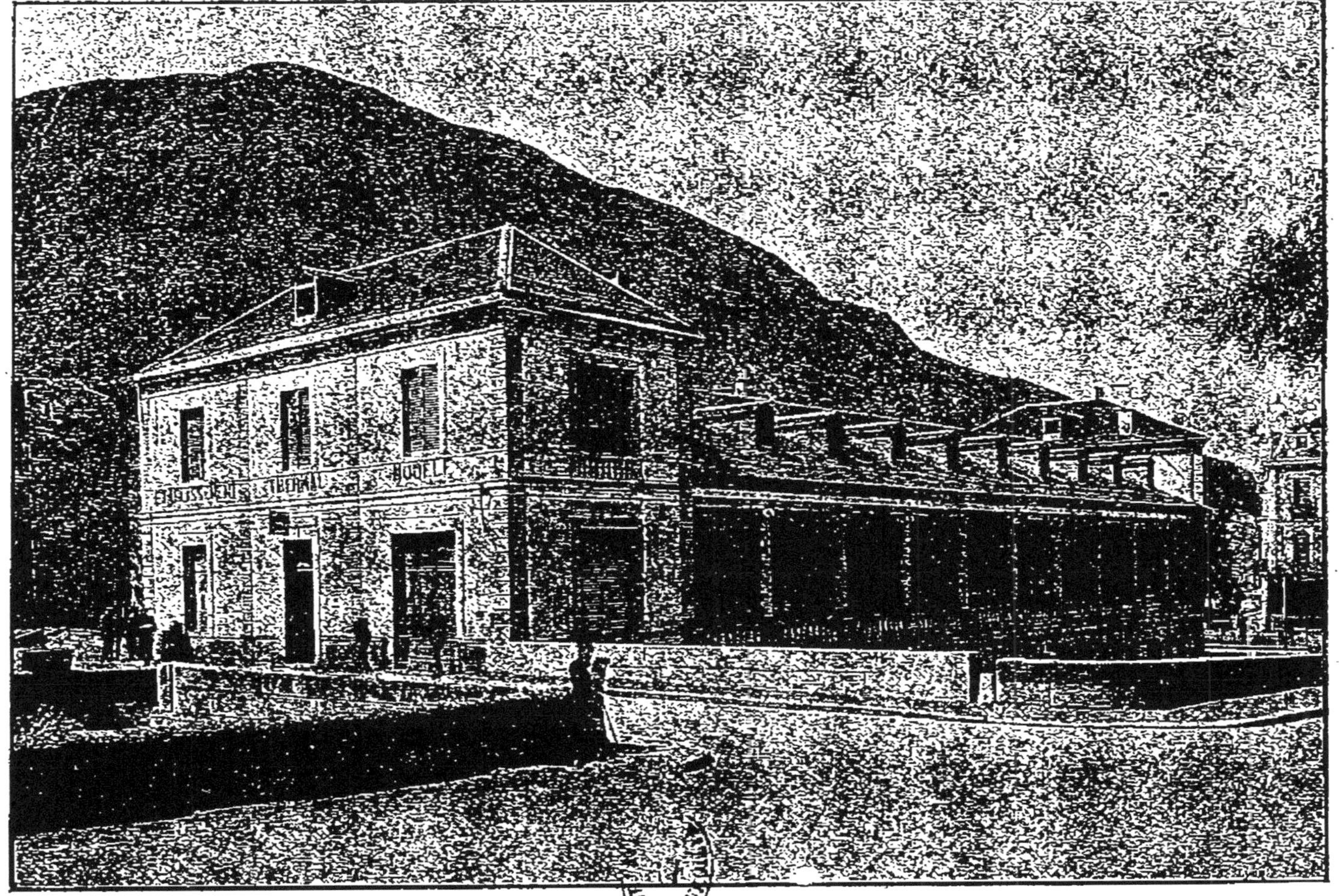

PHOTOGRAPHIE GADRAT.

VUE DU MODÈLE.

FOIX, IMP. GADRAT AINÉ.

GROUPE DU BREILH

ÉTABLISSEMENT THERMAL MODÈLE

HISTORIQUE ET DESCRIPTION

L'établissement thermal *Modèle* dont la construction fut décidée par une société d'actionnaires, à la date du 22 décembre 1863, a été inauguré seulement dans la saison de 1867. La construction d'un établissement thermal comporte toujours la double direction de l'ingénieur des mines et de l'architecte. Nous aurons tout dit quand nous apprendrons que Jules François (de Neufchâteau) mit à la disposition de la société nouvelle, les immenses trésors de sa compétence technique et d'une expérience déjà longue. M. Izac jeune, architecte de Pamiers, eut le talent de concevoir et de mener à bonne fin, la construction d'un édifice très décoratif, suffisamment approprié à sa destination et d'utiliser, jusqu'à la dernière parcelle, un emplacement qui était un véritable lit de Procuste.

L'établissement *Modèle* est le plus récent de la station, et, en réalité, va se trouver un des plus anciens. Je rappellerai, en effet, que le Couloubret, vénérable ancêtre de la station, sous lequel on a découvert des vestiges de captage en bois, qui remontent à une époque antérieure aux invasions romaines, a été complètement reconstruit de 1869 à 1872, et la réédification intégrale du Teich a été un fait accompli en 1893.

Il a fallu tout un concours de circonstances spéciales, sur lequel nous n'avons nul besoin, et encore moins nulle envie de nous étendre, pour décider la fondation des *Bains Modèle*. A cette époque, l'utilité d'un quatrième établissement — *même Modèle* — ne se faisait nullement sentir. Pendant plus de vingt ans, il fut un motif de haines, de rivalités, de manœuvres plus ou moins avouables, de procès, et, plus malheureusement encore, il devint une pierre d'achoppement pour l'expansion normale, si justifiée, de la station. On ne se douterait plus aujourd'hui que la ville d'Ax était, pour ainsi dire, partagée en deux camps, les Montaigu et les Capulet, je veux dire les partisans du *Modèle* et... les autres. Il n'y a pas longtemps encore, on aurait suspecté notre impartialité pour tout le bien ou le mal que nous aurions pu dire de ce tard venu, ce dernier né d'une famille qu'on croyait, bien à tort, trop nombreuse.

Peut-être reprochait-on surtout au *Modèle*, la faveur des baigneurs, qui lui fut acquise, dès le début. Avouons que cette épithète de *Modèle*, fut aussi pour quelque chose dans sa rapide popularité, et retint toujours le gros public. Pour nous, ce titre, prétentieux par lui-même et désagréable pour les autres établissements, a le don de nous déplaire. Combien aurions-nous préféré le nom simplement topographique de la rivière qui borde l'établissement : *Bains de l'Auze,* ou bien celui très pittoresque de *Bains du Foulon,* qui avait l'avantage de rappeler une industrie locale très florissante. Ax fut jadis célèbre par ses laveries de laines qui faisaient l'objet d'un commerce très important. On se rend compte du degré de perfection auquel devaient être arrivés les laveurs de laines, quand on songe qu'ils avaient, à volonté, dans la main, les trois éléments de dégraissage et de blanchissement : le soufre, l'alcali et la chaleur. Or, les *Bains Modèle* ont été exactement construits sur la dernière foulerie de laines de la station. Combien préférons-nous ces qualifications anciennes que l'on retrouve encore dans quelques stations : *Bains du Grand Pré,* du *Bois,* du *Platane,* du *Foulon,* à celles qui se figurent être plus *fin de siècle,* telles que *Néothermes !*

Mais revenons au *Modèle.* Entrons-y. Disons d'abord que sa situation est excellente, en plein centre de la station, avec la triple exposition du levant, du midi et du couchant. C'est un point de la ville pour lequel le soleil se lève de bonne heure et se couche tard. Il y a deux étages de cabinets de bains. L'étage inférieur, dans le sous-sol, est exposé au levant. Les cabinets de ce rez-de-chaussée du côté de la rivière, sont précédés d'un long promenoir couvert, à température constante, ce qui n'est pas à dédaigner, quand il fait frais. L'étage supérieur présente une double rangée de cellules adossées, l'une exposée au levant, l'autre au couchant. Un portique, de chaque côté, développe son élégante colonnade, sur toute la longueur de l'édifice. Celui du bord de l'eau, au levant, est de proportion bien plus grandiose. C'est la *galerie d'Apollon*, promenoir des plus agréables, dans les chaudes après-midi de la canicule. Tous ces portiques sont pavés en mosaïque et l'œil s'y repose toujours avec plaisir. Ils sont précédés d'un vestibule où réside l'administration, et terminés par un pavillon qui renferme un vaste salon, confortablement meublé, garni de tables et de journaux, véritable salon de réunion, de sieste et de lecture, où l'on donne quelquefois des concerts, des réunions publiques, et où Guignol fit souvent apprécier, le soir, les théories et la pratique de sa morale indépendante.

On reproche quelquefois aux cabinets de bains de nos établissements thermaux, de n'être pas précédés d'un déshabilloir. Nous avouons ne pas partager les regrets que provoque cette absence. Le plus souvent, le déshabilloir n'existe qu'au détriment de l'air et de la lumière, et nous avons observé maintes fois que les baigneurs, en dépit de son existence, continuent à s'habiller à côté de la baignoire. La plupart de nos cabinets sont assez vastes pour parer à tous les inconvénients qui peuvent résulter du manque d'une pièce spéciale. Au *Modèle*, en particulier, les cellules ont beaucoup de profondeur, et il faudrait très peu de chose pour les diviser en deux compartiments. Seulement, comme cela arrive presque toujours on se trouverait dans la baignoire dans un demi jour, bon peut-être pour le sommeil, mais peu favorable à la lecture, et dans tous les cas assez triste.

Descendons de nouveau dans le sous-sol, nous y trouvons, en plus de seize cabinets pour le *Bain-Fort* serpentiné, deux salles complètes d'hydrothérapie, une pour les femmes, une autre pour les hommes, et quatre cabinets de grandes douches, avec des pressions de 10 et 12 mètres. Mais de plus, nous y trouvons l'âme même de l'établissement, les sources sanitaires qui alimentent les trois sections de bains du *Modèle*, l'immense serpentin qui refroidit l'eau sulfureuse, d'une température initiale de 60°50, et une roue hydraulique très puissante, actionnée par une dérivation du torrent. L'on aperçoit, au dehors, du côté du couchant, le canal d'amenée de la chute d'eau. Les pompes, actionnées par le moteur hydraulique, sont chargées de monter dans les combles de l'édifice, et de verser dans des réservoirs spéciaux, l'eau des sources minérales pour les douches du sous-sol et les bains et petites douches de l'étage supérieur. De plus, elles sont chargées aussi de monter l'eau froide du torrent qui ne sert exclusivement qu'au service de l'hydrothérapie, les bains étant uniquement alimentés par l'eau minérale. Moyennant un artifice très ingénieux, avec une seule source d'ailleurs très abondante, on a constitué deux sections de bains complètement différents. La première section, dans le sous-sol, est celle des bains forts, avec l'eau telle qu'elle est fournie par la nature, mais dont une partie est amenée froide dans la baignoire après passage dans un serpentin, qui ne développe pas moins de 800 mètres de canalisation, répartie sur un espace de 30 mètres. La même eau sulfureuse, montée dans les combles, agitée dans le corps de pompe et s'écoulant dans des réservoirs considérables où elle séjourne à l'air libre et se refroidit, alimente les douze premiers cabinets de bains de la galerie d'Apollon. C'est le bain doux hyposulfité. L'établissements *Modèle* fournit peut-être un exemple *unique* d'une application aussi étendue de la désulfuration presque complète, d'une eau sulfureuse forte, ayant une tendance remarquable à constituer une eau sulfureuse dégénérée, hyposulfitée et d'une alcalinité élevée. Parlons maintenant de la source même, dite *Grande sulfureuse*, génératrice de ces deux sections de bains. Cette source a été l'objet d'analyses complètes de MM. Filhol et Willm.

GRANDE SOURCE SULFUREUSE

Le caractère physico-chimique le plus saillant de la *Grande source sulfureuse* du *Modèle* est d'être une source sulfureuse forte hyperthermale. Filhol lui concède 0g.0158 par litre, de sulfure de sodium, au griffon, et 0 g.0153 dans le bain préparé à 35°. Les analyses plus récentes de Willm doublent presque cette quantité. Ce n'est pas moins de 0g.0287 qu'a trouvé cet éminent chimiste, délégué officiellement par le ministre du commerce, en novembre 1886. C'est par conséquent, la source la plus sulfureuse de la station. Sa teneur en monosulfure dépasse aussi de beaucoup celle d'autres sources des plus réputées. Nous ne multiplierons pas les chiffres, mais nous devons cependant établir quelques termes de comparaison.

La source *Viguerie* donne à l'analyse, comme sulfure, 0g.226, le même chiffre exactement que la source la plus forte de Cauterets *(César)*. La fameuse *Raillère* est beaucoup moins riche, 0g,0152 d'après Duhourcau. Mais, nous ne saurions trop souvent répéter ce qu'a écrit Durand-Fardel, à savoir que « la valeur et la qualité d'une source quelconque, n'a pas à se mesurer, comme on le faisait autrefois, à sa richesse en soufre, déterminée à l'aide de la sulfurométrie, mais *à ses aptitudes à tel ou tel mode de transformation*. » Me servant d'une expression un peu vulgaire, mais qui rend bien ma pensée, j'ajouterai : pour qu'une eau minérale sulfureuse *vous travaille*, il est essentiel qu'elle travaille dans votre baignoire. Ce sont ces séries d'actions et de réactions chimiques permanentes, sans oublier les phénomènes électriques, qui dénotent vraiment la *vie* de cette *lymphe minérale* si précieuse, que l'on trouve, *seulement,* avec tant de modalités diverses, dans notre versant pyrénéen. La chimie, avec ses chiffres *infinitésimaux,* nous semble bien impuissante à révéler l'effet immense de ces *lymphes* sur l'organisme, effet que nous avons de bonnes raisons de rapprocher de celui obtenu par Brown-Séquard avec ses injections sous-cutanées d'extraits d'organes. Puisque le nom de l'illustre physiologiste arrive sous ma plume, je dirai que j'ai fait quelques essais d'injections sous-cutanées d'eau minérale, estimant d'ailleurs que les sources sulfureuses — grâce au chiffre infime de minéralisation qui les distingue des autres, — sont les seules que l'on puisse utiliser. En outre, elles sont parfaitement aseptiques et le *modus faciendi* est très simple, puisqu'on profite du séjour du patient dans le bain pour lui injecter la lymphe thermale à une dose de cinq centimètres cubes, dose qui donne déjà des effets bien suffisants et appréciables autant subjectivement qu'objectivement. Le regretté Dr Thermes, pratiqua vers la même époque (1892) les mêmes injections avec l'eau de Gazost. Nous nous sommes communiqué nos résultats ; ils sont identiques et rappellent d'ailleurs ceux obtenus par Brown-Séquard et par Chéron. Si le premier a découvert la méthode, le second a définitivement établi les lois de l'*hypodermie.*

Bien que les sujets de notre expérimentation fussent à fibre molle et en état habituel d'hypotension autant vasculaire que nerveuse, la réaction se manifesta vivement chaque fois, par une excitation générale, sans malaise d'ailleurs mais bien plutôt avec sentiment de bien être et d'alacrité. L'œil était plus vif et brillant, la face colorée, la voix plus haute. Par deux fois, chez le même sujet, un impérieux besoin de miction, avec urines copieuses, qui donna un précipité abondant d'acide urique, révéla bien évidemment une hypertension vasculaire momentanée sans recourir au sphygmomètre de Chéron. Le besoin de respirer largement était appréciable et le patient sentait son cœur battre plus fort et plus vite. Il y avait d'ailleurs 10 à 15 pulsations de plus par minute. Au bout de 3 à 4 heures, un certain sentiment de lassitude, de courbature générale se faisait sentir, ainsi que le besoin de se reposer. Quelques heures de sommeil avec moiteur, une urination abondante au réveil, c'était tout, la scène était terminée. En somme, l'injection sous-cutanée d'eau sulfureuse suscitait avec exagération, mais momentanément seulement, les effets plus marqués mais aussi plus fugaces de la médication sulfureuse. Il y avait bien le *remontement* observé par Bordeu, mais c'était un *remontement* sans lendemain. Une action moins vive et plus durable obtenue par les boissons et appuyée par le traitement externe, nous parait bien supérieur. Il y a exactement la même différence entre les deux modes d'administration d'eau sulfureuse *hypodermiquement* ou *stomacalement*, qu'entre un coup de fouet et un picotin d'avoine. Le coup de fouet, comme l'injection, agit sur le système nerveux; la boisson, comme le picotin, opère par la nutrition. Le problème d'équivalence de forces fait facilement comprendre la fugacité d'action dans le premier cas, sa prolongation d'effet dans le second. Je ne pense pas que les injections sous-cutanées d'eau sulfureuse aient grand avenir. D'ailleurs elles sont peu appréciées par les patients dont la bonne volonté est mise à l'épreuve. Les sujets ne se prétent guère à l'expérimentation.

Mais revenons à notre *Grande sulfureuse*. Les chimistes ont parlé. Avant eux, les tribunaux avaient jugé en première instance. Car, il faut vous dire que pendant longtemps des débats très irritants existèrent entre le *Viguerie* et le bain *Fort* du *Modèle*. Chacun voulait être le plus *fort !* On oubliait qu'en médecine il ne s'agit nullement de frapper *fort*, mais de frapper *juste*. Il est vraiment oiseux de se demander quel est le meilleur bain, car c'est purement question d'adaptation ; il vaut mieux demander à l'observation clinique ses résultats, en cherchant à les expliquer par les trouvailles de l'analyse chimique. Dans une eau minérale sulfureuse, en plus du côté physico-chimique, il y a le côté vital, biologique, dynamique, électrique, qui peut surtout servir à lever un coin du voile qui recouvre les points toujours mystérieux et inexplicables de ses actions curatrices. Aussi, estimons-nous qu'après les tribunaux et les chimistes, les cliniciens doivent juger en dernier ressort. La littérature médicale locale est bien peu riche, en ce qui concerne le *Modèle*, alors que les recherches cliniques sur Ax, en général, sont très anciennes, très riches et très probantes. En plus que le plus récent, il était surtout marqué du péché originel. Il était un peu *le pelé, le galeux d'où venait tout le mal.* Nous croyons avoir été le premier à publier des observations cliniques intéressant le nouveau venu. Nous sommes donc obligé de nous en tenir surtout à notre expérience personnelle.

L'eau de la *Grande source sulfureuse,* avec son eau pure, refroidie dans un immense serpentin installé sur les indications de François et de Filhol, alimente la section dite du bain *Fort,* située dans le sous-sol de l'établissement. On a accolé à la galerie d'accès le nom de Jules François. Peut-être eût-on mieux fait de donner celui de l'illustre ingénieur hydrologue à la section même des bains qu'il a contribué à créer. Nous trouvons maladroit, mauvais, de donner des indications quelconques aux malades qui viennent demander à nos thermes la guérison de leurs maux. Nous pensons également qu'il est détestable de caractériser un remède de doux, de moyen ou de fort. Le malade ne voudra pas du doux comme inactif, il hésitera à se plonger dans le fort, comme dangereux, nul ne veut se contenter de vertus moyennes. C'est comme cela que les médecins ignorants de la question, ou trop intéressés dans l'affaire, ont successivement dénoncé l'action trop excitante, trop brutale de nos eaux, et l'effet trop superficiel de la médication sulfureuse. Cependant Pidoux, avec les ressources de son immense clientèle parisienne et le trésor d'une longue expérience, a dit depuis longtemps que l'action des eaux sulfureuses a une bien plus longue portée que celle purement chimique des eaux bicarbonatées, chlorurées ou arsenicales. Filhol a donné successivement son nom à plusieurs sections de bains, Viguerie a donné le sien, si considérable dans le souvenir des Méridionaux, au bain qu'il a tant contribué à faire apprécier; il nous paraîtrait tout indiqué de donner le nom de François à des bains plutôt qu'à une galerie, d'autant qu'après avoir infligé le nom d'Apollon à celle qui est au-dessus, il semblait plus naturel de rester dans la mythologie et de lui donner, par exemple, le nom du dieu Mercure. On verra plus loin que le *Modèle* a bien quelques droits à servir de temple à ce dieu qui, s'il n'a pas deux faces comme Janus, a plusieurs cordes à son arc.

La *Grande source sulfureuse*, d'une température de 69° à 70°, arrive directement au *Modèle*, du groupe central du *Breil*, par un aqueduc d'où elle se déverse dans les baignoires, sans l'intermédiaire d'aucun réservoir. C'est une sœur cadette des eaux les plus chaudes et les plus sulfureuses de la station, les fontaines des *Canons* et des *Rossignols*. A cet endroit, l'eau minérale émerge du granit pour couler sur la voie publique ou s'infiltrer dans les alluvions et détritus glaciaires, suivant simplement les lois de la pesanteur, qui l'entraînent, plus ou moins vite, vers le thalweg de l'Oriège ou de l'Auze. Si on le saisit au point précis où la source chaude, *ascendante*, n'a pas encore quitté le granit, ou le *tapp* qu'elle a contribué à constituer, le captage est complet. Plus bas, on peut encore la recueillir, mais il est impossible de la capter et de la garantir de tout mélange hétérogène, De là, deux genres de sources, les sulfureuses telles que celle dont nous nous occupons aujourd'hui, et les sulfureuses dégénérées, généralement refroidies par des mélanges qui leur font perdre, presque immédiatement, la presque totalité de leur sulfure et acquérir des propriétés médicinales toutes différentes. D'où cet état de choses, pour ainsi dire paradoxal, qui fait qu'à Ax, nous avons toute une gamme d'eaux sulfureuses, à action plus ou moins énergique, et un certain nombre d'autres sources qui ont acquis par une adultération continue et toujours la même, une *crase* absolument nouvelle, produisant des effets complètement opposés et permettant de mitiger au besoin les résultats quelquefois trop énergiques des premières. C'est un point qu'on ne saurait trop souvent répéter, pour l'édification des médecins qui vont se répétant de l'un à l'autre, que, de toutes les stations sulfureuses pyrénéennes, *Ax est la plus excitante de la chaîne.* Il faut un jour pour propager une erreur, il faut des années d'efforts pour faire connaître la vérité.

La remarquable minéralisation de la *Grande sulfureuse*, ne se borne pas, bien entendu, au seul monosulfure de sodium. Avec la source *Filhol* de chez Sicre et l'*Eau bleue* du Teich, c'est la plus hyposulfitée de la station. Nous avons dit que la caractéristique et les qualités d'un bain d'eau sulfureuse, se décèlent surtout à la manière dont se transforme l'élément sulfuré sodique. A Luchon, il a une tendance presque excessive et peut-être trop exaltée, à se dégager sous forme d'hydrogène sulfuré ; à Barèges, il se concentre en polysulfures, et ses bains de piscines en retirent un réel profit. A Cauterets comme à Ax et principalement dans notre bain *Fort* du *Modèle*, l'organisme bénéficie de la réaction qui s'opère dans le bain même, pour la formation des sulfites alcalins. Au *Modèle*, si l'on redoute l'excitation provoquée par la série de pareilles réactions, on a eu l'ingénieuse idée d'approprier une section de bains, où, par l'aération, le battage et le refroidissement, la presque totalité du sulfure alcalin a passé à l'état d'hyposulfite.

A l'action des hyposulfites, vient certainement s'adjoindre celle des silicates. Dans ces dernières années, les médecins de stations thermales, recherchant les qualités de leurs griffons qui pouvaient les différencier des congénères, se sont efforcés d'expliquer la *supériorité (?)* de leurs thermes, par la présence de tels ou tels produits. L'intention partait d'un bon naturel, mais comme il arrive toujours, en pareil cas, on dépassa un peu le but. Encore un peu et le soufre passait pour quantité négligeable...

Contre les maîtres de l'hydrologie, Durand-Fardel, Labat, qui parlent de la communauté d'origine, de l'identité du *principe essentiel,* de la parenté des actions thérapeutiques, les *particularistes* s'insurgent. Ils arguent des imperfections des analyses chimiques, ils mettent dans le troisième dessous le *principe essentiel,* ou bien demandent timidement si leurs sulfures ne seraient pas meilleurs ou doués de propriétés curatives supérieures ! Des principes minéralisateurs sont-ils les favoris du moment, vite, on s'empresse d'en découvrir au fond même du creuset des chimistes ? C'est le brôme, c'est l'iode, c'est le lithium, c'est l'arsenic, c'est le fluor ! On a même la spécialité de certains microbes, toujours doués d'excellentes qualités apéritives, digestives et probablement diurétiques. A côté des exagérations, qui nous ramèneraient aux théories d'Hanneman, il y a lieu de tenir compte, cependant, de certains principes qui ne sont plus des sous-produits du soufre. Ainsi, dans certaines eaux sulfureuses — non pyrénéennes — principalement, il y en a quelques-unes qui relèvent l'action un peu inférieure de leurs principes sulfureux propres, par des proportions bien plus fortes que celles qui se rencontrent chez nous, de chlorure de sodium, ce qu'elles font sonner bien haut. Telles sont, par exemple, les eaux d'Uriage, de Saint-Gervais, de triste mémoire, d'Aix-la-Chapelle, etc.. Dans le groupe des stations sulfureuses des Pyrénées, Ax et Cauterets se rapprochent entre elles et se distinguent des similaires par la présence, en proportions notables, de silicates. Il y a plus de quatre-vingts ans que Dispan a révélé, pour Ax, la présence de silicate alcalin, et en 1823, Magnes Lahens confirma cette découverte et trouva aussi dans nos sources le carbonate de soude. Plus récemment, Filhol a dosé très exactement les silicates renfermés dans les Eaux d'Ax et démontré qu'après Olette, ce sont les plus siliceuses de la chaîne. La *Grande sulfureuse* est justement la plus silicatée, de même qu'elle est la plus hyposulfitée. Elle ne renferme pas moins de 0 gr. 1233 de silicates de soude, de potasse et de chaux par litre d'eau, ce qui fait le chiffre rond de 37 grammes par bain de trois hectolitres. Il est impossible de passer sous silence un principe existant en telles proportions. On peut différer d'avis sur l'action des silicates, mais, à l'exemple des médecins de Cauterets, on ne saurait se dispenser de tenir compte de la présence de ce principe alcalin qui imprime certainement, à nos eaux, *intus et extrâ*, une modalité d'action particulière, sur laquelle nous reviendrons plus tard.

Nos eaux d'Ax, par leur situation géographique, se trouvent placées entre le groupe des Pyrénées-Orientales et celui des Pyrénées centrales. Leur composition est un reflet très exact de leur position intermédiaire. Elles se rapprochent du groupe Oriental par leur alcalinité, de Cauterets par les silicates et l'azote ; certaines de nos sources rappellent Saint-Sauveur par leurs propriétés sédatives empruntées évidemment à la matière organique qui coexiste à côté du principe sulfureux et quelquefois à ses dépens ; d'autres, au contraire, par la fixité de leur sulfure, sont dotés des mêmes vertus que Barèges. Ax est de plus la seule station thermale qui se rapproche de Luchon par le dégagement très appréciable de gaz sulfhydrique qui se produit dans plusieurs de ses griffons. C'est aussi la seule, mais à un moindre degré que Luchon, qui fournit le phénomène du blanchiment et des incrustations de soufre. On n'ignore pas que ce dépôt est en intime rapport avec la production de l'hydrogène sulfuré. A l'action du soufre sur la peau, et à son absorption interne par les voies digestives, vient s'adjoindre l'effet direct sur les voies respiratoires. C'est une note de plus de la médication thermale sulfureuse et l'on sait comment Luchon a fait valoir cette particularité pour les maladies de la peau et des voies respiratoires. A un degré plus faible, Ax revendique pour elle-même, des propriétés analogues.

Filhol a établi que les eaux riches en silice et hyperthermales, laissent dégager la presque totalité de leurs principes sulfureux, sous la forme d'acide sulfhydrique, lorsqu'on les expose à l'air libre. Dans ce cas, l'eau dégénérée est simplement alcaline. Ce n'est qu'au contact d'un air limité que la transformation en polysulfure, sulfite et hyposulfite se produit. On peut facilement se rendre compte, dans notre station, de cette double modalité.

Au *Bassin des Ladres*, à l'air libre, l'eau sulfureuse hypertermale produit abondamment l'hydrogène sulfuré, et l'odorat *apprécie* aisément ce dégagement. Dans les combles du *Modèle*, le réservoir de la *Grande Sulfureuse*, recouvert incomplètement par des planches, ne laisse presque pas dégager le gaz sulfhydrique. Dans cette atmosphère confinée, le monosulfure se transforme en hyposulfite, produit d'une altérabilité beaucoup moindre et d'une application thérapeutique différente.

Il eût été bien regrettable d'aérer davantage les réservoirs du *Modèle* pour n'obtenir qu'une eau simplement alcalinisée dont l'établissement est du reste abondamment pourvu par deux autres sources. Mais, à la rigueur, la *Grande Sulfureuse*, accommodée à des sauces différentes, eut pu, facilement, alimenter trois sections de bains, d'autant que son débit n'est pas moindre de 288.000 litres par 24 heures. Avec ses douze sources, Barèges atteint difficilement 232.000 litres. Avec ses deux autres sources alcalines, le *Modèle* n'a pas moins de 4118 hectolitres d'eau thermo-minérale. C'est un chiffre que peuvent envier bien des stations thermales très réputées.

Quand nous aurons dit que la *Grande sulfureuse* renferme aussi des quantités d'ailleurs non déterminables d'iode, de manganèse, de lithine, de fer et de FLUOR *(tu quoque!)*, nous pensons avoir suffisamment signalé toutes les particularités qui la signalent à la sérieuse attention des médecins. Nous allons maintenant poser les indications de ses applications diverses, indications que font déjà prévoir les analyses chimiques et son transformisme si intelligemment provoqué.

Nous nous appuierons sur les traditions locales déjà vieilles d'un quart de siècle et notre expérience personnelle. Nous allons parler en même temps des applications du *Bain fort* et de son dérivé dit *Bain doux serpentiné* ou *hyposulfité*, car il nous paraît difficile de diviser l'étude de ces deux sections de bains dérivées d'une source unique. Nous verrons beaucoup mieux ce qui les distingue et les usages successifs ou simultanés qu'on en peut faire. Nous commencerons par l'étude du rhumatisme et spécialement du rhumatisme traité si utilement aux Eaux d'Ax.

GÉNÉRALITÉS SUR LE RHUMATISME ET SON TRAITEMENT HYDROMINÉRAL

S'il est une maladie pour le traitement de laquelle les eaux d'Ax jouissent, à bon droit, dans la région du Sud-Ouest, d'une réputation bien méritée, c'est, à coup sûr, le rhumatisme. Pour combattre la plupart des manifestations de la diathèse rhumatismale, nos ressources thermales et notre outillage balnéothérapique sont vraiment immenses.

Comme l'établissement thermal *Modèle,* par ses douches à faible et forte pression, par ses trois sections de bains et par ses buvettes, est parfaitement approprié pour le traitement du rhumatisme, nous allons entrer dans quelques développements au sujet de cette diathèse, véritable Protée, le plus souvent facile à reconnaître, mais plus difficile à guérir, qui atteint toutes les régions du corps, tous les systèmes anatomiques et toutes les fonctions.

Cette diathèse essentiellement héréditaire, mais quelquefois acquise, puise sa première raison d'être dans ce qu'on a appelé la nutrition retardante, c'est-à-dire que la nutrition transforme moins de matériaux dans un temps donné et que les mutations nutritives sont ralenties. A une assimilation ralentie, entrainant des oxydations incomplètes, vient s'ajouter la surcharge, dans nos tissus, de produits plus ou moins nocifs à l'organisme, dans tous les cas peu solubles et d'une élimination plus difficile. Tous ces facteurs, toutes ces modalités, constituent l'état d'imminence morbide de nature *rhumatismale.* La moindre occasion suffit pour révéler le mal — très varié par suite des dispositions particulières d'un chacun. Car il n'y a pas, à vrai dire, de rhumatisme. Il n'y a que des rhumatisants. Le microbisme ne perd pas ses droits ; si, très probablement, c'est un microbe qui fait éclater la maladie, c'est nous qui sommes comptables de la variabilité des manifestations. La goutte, qui dérive du même tronc — nommé l'arthritisme — échappe davantage — primitivement du moins — à l'envahissement de l'infiniment petit. C'est bien plus une *intoxication* que l'on crée, de toutes pièces, sur un terrain d'ailleurs héréditairement préparé, qu'à vrai dire une *infection*. Ce qui n'empêche pas les goutteux, comme tous les ralentis de la nutrition, d'être des proies vouées au microbisme, parce que leur foie n'est plus la barrière antiseptique qu'il doit être, mais tout au contraire est devenu lui-même infectieux. On peut dire que le goutteux *fait* sa goutte, tandis que le rhumatisant *subit* son rhumatisme par l'hérédité, par les conditions même de son existence et par l'envahissement ultime d'un produit infectieux, peut-être inoculable, quelquefois épidémique et par suite probablement contagieux, pourvu que l'état de réceptivité existe.

Bien que par sa nature, par son essence même, le rhumatisme se prête aussi difficilement à une définition qu'à une explication, on peut ainsi établir la chaîne de ses conditions pathogéniques : *trouble nutritif, altération humorale* dont la mieux connue est ce que les auteurs appellent *dyscrasie acide*, viciation des *excreta*, déviation des *processus excréteurs* et *sécréteurs* entraînant fatalement la rétention de produits plus ou moins toxiques, enfin brochant sur le tout et faisant éclater le mal, envahissement par des microbes infectieux.

Si la goutte est surtout une *toxhémie*, le rhumatisme est une *toxi-infection*, entraînant toujours un état septicémique plus ou moins marqué.

Aux conditions pathogènes de la diathèse rhumatismale, que l'on caractérise par un seul mot — *ralentissement de nutrition* — viennent s'adjoindre des agents provocateurs bien connus qui font dévier l'*arthritisme* vers le rhumatisme plutôt que de l'aiguiller vers la goutte. C'est le froid humide, le surmenage physique, l'état bien nommé *état de misère physiologique* en amenant beaucoup de pathologiques.

Si tout le monde est d'accord pour considérer l'*arthritisme* comme étant essentiellement maladie de la nutrition, le point de départ diffère. A la suite des remarquables travaux du professeur Bouchard, la localisation gastrique (dilatation) semblait avoir prévalu. Bien entendu, des causes secondaires viennent plus ou moins se surajouter (alcoolisme, syphilis, impaludisme, infection quelconque). Depuis quelque temps, à la suite de patientes recherches parmi lesquelles il faut mettre en première place celles de Glénard, à la suite de la viciation *humorale*, la doctrine *organicienne* de l'HÉPATISME semble prendre une place de plus en plus importante. Sans aller aussi loin que le distingué médecin de Vichy, qui fait absolument rentrer tout l'*arthritisme* dans l'*hépatisme*, je considère la nouvelle doctrine comme, dans tous les cas, excessivement fertile en déductions thérapeutiques intéressantes. J'apprécie d'autant plus cette nouvelle trouvaille dont le médecin Lyonnais est d'ailleurs coutumier, que depuis longtemps, dans l'application, je faisais de l'*hépatisme* sans le savoir, ayant toujours recherché avec soin la symptomatologie des organes abdominaux, et la succession des syndrômes, pour en déduire les indications thérapeutiques. Alors seulement on possède un peu son malade et l'on a seulement alors éclairé sa lanterne. Ce qui n'empêchera pas le malade d'être étonné. Il vient aux eaux pour se débarrasser de ses douleurs articulaires, de son eczéma, de sa sciatique, de son catarrhe. Il est disposé à prendre des bains, des douches, des étuves, à boire de l'eau et même à en trop boire. Il est surpris qu'on se préoccupe de son estomac, de son foie, de ses entrailles, organes dont il croit n'avoir jamais souffert bien que très souvent les commémoratifs permettent de retrouver des antécédents *hépatiques*, sans parler de la dilatation gastrique plus ou moins constante et appréciable et des signes révélés par la *palpation*, devenue classique, du foie, depuis les travaux de Frantz Glénard.

Je ne fais qu'indiquer ici la tendance doctrinale du moment et l'on n'espère pas que nous allions faire la pathologie complète du rhumatisme. Nous allons nous borner à ce qui peut nous intéresser au point de vue de la pratique hydriatique. Nous diviserons, pour commencer, en trois classes, les modalités vraiment innombrables de la diathèse rhumatismale. C'est pour faciliter cette étude que nous faisons une classification, bien souvent incomplète, et, aussi, bien faussée dans la pratique. Le rhumatisme est *articulaire ou abarticulaire*. Ces deux divisions sont bien tranchées, la troisième l'est beaucoup moins, aussi l'appelle-t-on *rhumatisme vague*. On lui a donné beaucoup d'autres noms. Celui-ci est le meilleur, car du moins il ne préjuge rien.

A côté de ces modalités diverses du rhumatisme, connues depuis longtemps, il y a ce qu'on a décrit sous le nom de pseudo-rhumatisme infectieux. Mais la dualité des deux maladies affirmées par Bouchard n'est pas aussi profonde qu'on l'avait cru tout d'abord, surtout depuis que l'on estime, de plus en plus, que l'évolution de l'ancien rhumatisme s'accompagne toujours d'un état septicémique, rendu évident par les complications circulatoires bien connues depuis longtemps, et les viscérales mieux étudiées depuis peu. Le point de dissemblance réside surtout dans le mode réactionnel différent des arthropathies — non modifiées par le salicylate de soude — dans le soi-disant pseudo-rhumatisme ; car les deux maladies proviennent d'une origine à peu près commune de par l'étiologie et la pathogénie générale.

Mais revenons au rhumatisme classique. Le rhumatisme articulaire est de beaucoup plus fréquent que les autres. D'après nos recherches, il y a au moins deux rhumatisants, à forme articulaire, pour un seul des deux autres formes. On sait, de plus, que c'est une des maladies les plus communes. Dans les statistiques hospitalières, il vient, comme fréquence, immédiatement après les maladies des voies respiratoires (phtisie, bronchites, etc.), et celles des voies digestives à l'état aigu, bien entendu, (embarras gastrique, banal, etc.).

Le rhumatisme articulaire est aigu, subaigu, passé à la chronicité. Il peut être chronique d'emblée. Nous comprendrons dans le rhumatisme articulaire, à l'encontre des auteurs, non seulement celui qui intéresse les jointures, proprement dites, mais encore les accessoires immédiats des jointures, les leviers osseux et leurs moteurs (muscles, tendons et aponévroses).

Dans l'*abarticulaire,* nous rangerons les *dermopathies* que Bazin nous a appris à considérer comme rhumatismales (arthritides), les lésions du système circulatoire, des organes des sens (yeux, oreilles) du système nerveux (*névralgies, chorée, affections des centres,* etc.), de l'appareil digestif avec ses annexes (*dyspepsie gastrique, hépatique* et *intestinale,* dyspepsie à laquelle se rattachent intimement ces deux grands facteurs généraux de l'*arthritisme,* la *dilatation d'estomac* et l'*hépatisme*), du système génito urinaire, des voies respiratoires (*coryza, congestion pulmonaire, angines chroniques, asthme,* etc.).

RHUMATISME NERVEUX

Après avoir ainsi énuméré un bien grand nombre de chapitres de pathologie médicale, l'inépuisable matière d'une des branches de l'arthritisme est loin d'être achevée. Il y a ce qu'on appelle le *rhumatisme vague* et qui précisément, en sa qualité de *vague,* demande beaucoup plus d'explications.

Moins connu, quoique fréquent, il demande plus de sagacité et d'expérience de la part du clinicien. Nous ne nous aventurerons sur ce point de pratique médicale qu'avec une certaine discrétion et serons obligé de faire quelques incursions sur le domaine des autres diathèses. Car de même qu'il y a des maladies plus ou moins *larvées* par des associations microbiennes, il y en a aussi qui sont le produit hybride de plusieurs diathèses.

On ne prête qu'aux riches, aussi est-on toujours tenté d'agrandir le domaine du rhumatisme et on lui fait quelquefois plus que la mesure. Comme *douleur* est presque synonyme de *rhumatisme,* on s'en tient trop souvent à la manifestation sur laquelle le malade n'est que trop disposé à insister pour en être débarrassé. Sous couleur de *rhumatisme,* on méconnaît ce qui n'est quelquefois que le résultats de l'intoxication *éthylique, saturnine* ou *syphilitique.* On se tire d'embarras en le caractérisant de *douleur rhumatoïde.*

Combien de douleurs, soi-disant *rhumatoïdes*, qui ne sont suivant l'expression de Pidoux, que les sentinelles avancées de lésions profondes restées méconnues. Vous ne voyez qu'une *sciatique*, et un *cancer* sommeille dans la profondeur des organes abdominaux. Je ne ferai pas l'injure de rappeler que si la sciatique est double, elle coexiste le plus souvent avec le *diabète*, cette maladie sur laquelle on ne s'est pas encore mis d'accord, pour savoir si elle puise son origine dans une accélération ou un ralentissement de la nutrition, mais qui puise certainement dans l'*hépatisme*, une de ses causes prochaines et profondes les plus probables. Telle *névralgie brachiale* n'est souvent qu'un symptôme hâtif *d'artério-sclérose*, trop souvent avant-coureur de *crises anginiformes*.

Des *migraines*, des *céphalées* peuvent être le prélude d'affections *méningo-céphaliques* ou *oculaires profondes* ; des *scapulalgies* restent plus ou moins de temps le symptôme méconnu d'une affection *hépatique* ou *gastrique*. Très nombreuses sont les névralgies *lombo-abdominales* et *crurales* qui ne peuvent guérir, tant que la maladie des organes *génito-urinaires* n'est pas traitée. Ces écarts de diagnostic ne sont pas seulement commis sur le chapitre du rhumatisme. On a, pour l'enfance, une tendance excessive à mettre sur le compte du *lymphatisme* ou de la *scrofule*, un grand nombre d'affections qui, à plus juste titre, dépendent de l'*herpétisme* ou de l'*arthritisme*. On sait que ces deux états *diathésiques,* — je ne dis pas deux diathèses, — rentrent facilement les uns dans les autres et pourraient être rattachés à un tronc commun. L'herpétisme dériverait plutôt de l'arthritisme goutteux.

Notre premier chapitre sur le rhumatisme vague a d'abord consisté à montrer ce qu'on ne doit pas entendre par *rhumatisme vague ;* une erreur de diagnostic peut être très dommageable au malade. Voyons maintenant quels caractères cliniques généraux nous pouvons lui donner. Un, surtout mérite d'être signalé, c'est l'extrême mobilité des symptômes morbides bien autrement grande que celle déjà si bien notée dans le *rhumatisme* vulgaire. Le second réside dans la déplorable chronicité de l'action morbide qui s'acharne sur le malheureux *rhumatisé,* avec une rigueur que la cure thermale a beaucoup de peine à interrompre. Malgré tout, il permet le plus souvent une survie plus considérable que les autres formes. C'est une consolation. Mieux vaut souffrir que mourir.

Nous avons dit que ce qui imprime à cette classe de rhumatisme une physionomie propre, c'est son extrême mobilité et sa déplorable chronicité. Très souvent, la névrose broche sur le tout et complète le tableau. Si la campagne, l'humidité, les travaux manuels, les fatigues physiques, un régime alimentaire médiocre, sont les agents provocateurs, par excellence, du rhumatisme articulaire, l'habitat dans les grandes villes, avec ses surmenages multiples, et son *struggle for life,* tout spécial, peut être considéré comme un des facteurs principaux du rhumatisme *vague, nerveux,* chez les individus héréditairement d'ailleurs prédisposés à *l'arthritisme.* Alors que les formes ordinaires du rhumatisme se développent dans l'enfance ou chez les jeunes gens, c'est surtout l'âge mûr qui est la période ordinaire de la forme que nous étudions en ce moment.

Au début de l'affection, les rémittences sont plus ou moins longues. Mais, plus tard, sauf l'accalmie ordinaire de la belle saison et le répit obtenu par la cure thermale, le malheureux névrosé rhumatisant est devenu un baromètre vivant qu'impressionne le moindre changement climatérique et atmosphérique, même la plus minime modification apportée au costume. Souffrir est devenu son lot, presque la règle de son existence. Tout ce qu'il obtient, le plus souvent c'est de souffrir d'une façon différente. Tout exposé symptomatique, méthodique est impossible. Mobile est l'affection, irrégulière est sa marche, *vague* doit rester son nom et son tableau, incertain son traitement. C'est le triomphe de *l'idiosyncrasie.* Il faudrait un exposé pour chaque malade. Du reste celui-ci n'y manque pas ; très souvent il se constitue, avec d'infinis détails le propre historiographe de son affection. Avec une certaine vraisemblance, il se targue qu'il est le seul malade de de son espèce. C'est dans le champ, hélas ! trop fertile de ce groupe nosologique, que pousse ferme la pépinière des *neuras-*

théniques et des *morphinomanes*, sans parler des *phobiques*.

Le siège de l'affection est comme tout le reste. Il est *vague*. Est-ce le tissu cellulaire, les plans aponévrotiques, les insertions musculaires, les tendons, la moelle des os, les vaisseaux, les nerfs ? On ne constate pas de fluxion, malgré l'aphorisme, *ubi dolor, ibi fluxus* ; la pression n'est pas douloureuse ; le plus souvent, la chaleur exaspère le mal, malgré la parfaite impressionnabilité au froid du sujet. Quelquefois les mouvements calment la douleur. C'est un vrai paradoxe !

Durand-Fardel a fait de cette forme de rhumatisme, qu'il appelle fibreux, un tableau assez exact, bien qu'inférieur à la multiple réalité. « Ces douleurs, dit-il, sont beaucoup plus communes dans les membres que sur le tronc, surtout dans la cuisse ou le bras, aux doigts plus souvent qu'aux pieds, rarement à la tête, sauf quelques douleurs épicrâniennes vagues et surtout extra ou intra alvéolaires aux mâchoires ; quelquefois, sur l'un des rebords du bassin. Elles sont très irrégulières et mobiles. D'une heure à l'autre elles se portent sur un autre point. Cependant elles offrent chez chaque sujet des points de retour habituels. Les plus fixes sont celles qui siègent autour des articulations. La douleur est manifestement extra-articulaire et ne peut gêner que très peu les mouvements de la jointure. Ces rhumatismes fibreux coexistent ou alternent fréquemment avec le rhumatisme des muscles, mais les malades qui en sont affectés sont beaucoup moins sujets aux rhumatismes viscéraux que les rhumatisants musculaires. »

Le rhumatisé nerveux n'a eu que rarement dans ses antécédents morbides une attaque franche de rhumatisme polyarticulaire aigu. Tout se borne à des *algies*, à ce que l'on a appelé des *topoalgies*. Presque toujours extra-articulaires, ce sont tantôt des pincements, des picotements ou des élancements. La peau fait le désespoir des malades avec ses plaques d'hyperesthésie et d'anesthésie qui font penser à l'hystérie. Du reste le rhumatisme vague remplace souvent la grande névrose ou vient se greffer sur une neurasthénie antécédente, en plus que le sujet est plus ou moins un dilaté de l'estomac, un hépatisant, un déséquilibré du ventre. Malgré que la chaleur du lit n'apporte le plus souvent aucun soulagement, la peau est excessivement impressionnable au froid, comme chez les albuminuriques, et très sensible à l'action pathogène de certains médicaments ou de certains aliments. L'auto-intoxication est, pour ainsi dire, l'état habituel du malade et doit être maintenue dans des limites raisonnables par des moyens appropriés sur lesquels je n'ai pas à insister en ce moment. Si l'impressionnabilité au froid est, chez lui, l'agent provocateur de ces explosions morbides, telles que *coryza, angine, asthme*, et quelquefois *fièvre des foins (hay fever)*, la déviation du processus digestif entraîne *l'état migraineux*, les poussées de *prurigo* cet avant-coureur banal de *toxidermies* polymorphes, d'ailleurs *presque inévitables, erythème, urticaire, eczéma, lichen*. Ces dermopathies sont provoquées avec une facilité déplorable par certain mets à *toxines,* nullement nocifs pour les équilibrés de la digestion. Ces résultats de l'auto-intoxication sont d'autant plus fréquents, que ces malades ont, en général, assez d'appétit et se plaisent à manger des mets de haut goût, plus ou moins arrosés de vins généreux. Ils payent souvent leurs écarts de régime par un état pour ainsi dire normal de *séborrhée* qui entraîne à sa suite l'*acné* et la *couperose*. Moins souvent, des plaques de *psoriasis* surgissaient ou bien aussi de la *leucoplapsie buccale*. Plus tard l'*épithélioma* se met de la partie, envahissant volontiers la langue, l'isthme du gosier, ou quelqu'autre point du canal alimentaire. N'oublions pas que si le tubercule pulmonaire est souvent le dernier échelon d'une scrofule ascendante, dont le point de départ n'est, à vrai dire, qu'une tuberculose locale plus ou moins atténuée, le cancer est quelquefois la dernière étape de l'*arthro-hépatisme* initial, ultime processus d'une déviation nutritive, sur laquelle vient se greffer un produit infectieux probable mais qui reste encore à démontrer.

Quelques rhumatisés nerveux échappent à ce dernier mode de déchéance organique, par une tendance de la maladie à se porter sur les centres nerveux après s'être contenté de la périphérie, pendant de longues années. Leur sort n'est guère plus enviable.

On trouvera que le chapitre de pathologie des maladies chroniques, que nous venons d'esquisser, est un peu long et qu'il reste un peu *vague*. C'est qu'il est très difficile de présenter un tableau exact d'une maladie si diverse dans ses manifestations. Elle est bien évidemment une dépendance de la diathèse arthritique, dérivant autant de la goutte que du rhumatisme, ces deux modalités issues d'un tronc commun : par beaucoup de ses particularités, elle relève aussi de cette autre diathèse un peu bâtarde qui a nom *herpétisme ;* mais, ce qu'il ne faut pas perdre de vue c'est que ce qui domine toute cette symptomatologie si multiple, ce qui la précède, ce qui en est, en un mot, le *primum movens*, c'est le vice de nutrition, qu'il provienne de la *gastrectasie* ou de l'*hépatisme*.

J'ai prononcé le nom d'herpétisme. Il mérite d'être conservé jusqu'à nouvel ordre. Ce qui singularise principalement l'herpétique c'est un défaut de résistance contre les influences pathogènes, une réceptivité toute spéciale et avec cela une réaction énergique et le plus souvent excessive d'un organisme facilement envahi. Très souvent le rhumatisé nerveux présente une modalité constitutionnelle de cet ordre. C'est évidemment un *arthro-herpétique*, en opposition avec le rhumatisé articulaire ou viscéral, qui présente maintes fois, la physionomie spéciale au *lympho-arthritisme*. La diathèse syphilitique vient trop souvent brocher sur le tout, modifiant la série des accidents arthritiques nerveux, les masquant de telle sorte qu'on ne sait plus vraiment à quel groupe diathésique peut appartenir le patient. Le traitement donne, dans ces cas, d'excellentes indications par les résultats évidents qu'il permet d'obtenir.

Les médecins de stations thermales sont plus à même que les autres de traiter le *rhumatisme vague*. Cela se comprend, c'est encore la cure thermo-minérale, qui malgré son insuffisance, apporte le plus de soulagement au malade, avec le minimun d'inconvénient. Malheureusement, nous ne suivons pas, le plus souvent, assez longtemps le cours de la maladie. Le rhumatisé nerveux, soulagé mais non guéri, revient rarement plusieurs années de suite dans la même station. Il épuise la série des minéralisations diverses, bien avant d'avoir épuisé la *sequelle* de ses douleurs multiformes et erratiques, de ses manifestations cutanées ou viscérales. Entre temps, il se livre aux *électriciens*, aux *masseurs* et aux *métallo-thérapeutes*. Tout agit, rien ne guérit, pas même l'*hydriothérapie* du curé Kneipp, que je supplie l'imprimeur de ne pas écrire *idiotethérapie*. Dans notre impuissance à guérir, nous avons la prétention d'estimer qu'il ne faut pas pousser à fond une cure quelconque. Il y a des maladies qui ne guérissent pas et avec lesquelles il faut tacher de transiger. C'est un peu comme le goutteux ; s'il se plaint avec énergie, quand il a sa crise, il est bien plus à plaindre quand il n'en a plus. En matière de maladie chronique il est très imprudent de ne pas tenir compte, de ce que nos anciens qui observaient si bien leurs malades et pendant plus longtemps que nous, appelaient *métastases* et *rétrocessions*. L'interprétation peut varier, mais le fait qui est d'observation, persiste toujours. Il est bon de ne pas être exclusif en matière d'*humorisme*, comme en matière de localisations ou d'*organicisme*.

Le rhumatisé nerveux est un coureur de stations thermales ; il en change comme de médecins et peut-être a-t-il raison. Il court toujours après une guérison qui semble fuir, mais avec la douce espérance d'y arriver. On le voit ainsi au Nord, au Midi, puis ailleurs ; à Plombières, à Bigorre, à Royat, à Luchon, à Ax, aussi bien qu'à Néris, Ussat, La Malou, Ragatz, etc., suivant les hasards de quelque circonstance fortuite ou d'une manifestation morbide particulière qui règle l'indication du moment. Si le directeur de la cure a la main légère, son malade se trouvera en général très bien du traitement, et promettra de revenir, l'année suivante, avec force manifestations de reconnaissance. Mais comme l'hiver et le printemps suivants ne se passent pas, sans de nouveaux incidents, ou une simple recrudescence des *anciennes histoires*, il oublie l'accalmie certainement due à la cure thermale prècédente et il court de nouveau, après une guérison hypothétique qui s'éloigne quelquefois de plus en plus. A vrai dire, aucun groupe thermal ne peut revendiquer sûrement un effet spécifique contre les rhumatismes en général et la forme vague en particulier. Mais en dépit d'une certaine défaveur envers la médication sulfureuse auprès d'une grande partie du corps médical, on peut dire que, c'est dans les stations sulfureuses des Pyrénées, que les rhumatisants et même les *rhumatisés nerveux*, retirent les plus grands bénéfices, les avantages les plus sérieux. « C'est à l'action si fortement *réparatrice* des eaux sulfurées, dit Lambron, qu'il faut rapporter ces heureux effets qu'on obtient dans les rhumatismes *vagues*, mobiles, erratiques. Elles donnent à l'économie la force suffisante pour résister à cette cause morbide, en enlevant aux différents tissus cette aptitude ou cette faiblesse qui les rend, tour à tour, si propres à servir de siège à l'évolution diathésique. »

C'est cette action *réparatrice* de Lambron que le Dr Ferras a brillamment développée, à Clermont-Ferrand, devant le Congrès international d'hydrologie, et qu'il a qualifiée, plus médicalement, de *névro-sthénique.*

Pour nous, la médication sulfureuse est la médication *antidiathésique* par excellence, parce qu'elle est surtout *eutrophique.* Le côté superficiel, fugace simplement *excitant*, d'une cure thermale trop souvent poussée avec excès, fait méconnaître l'action profonde à longue portée, *trophique*, bien mise en lumière par Pidoux. Elle est *trophique* parce qu'elle est *névro-sthénique.*

DE LA SYPHILIS ET DE SON TRAITEMENT THERMO-MINÉRAL SULFUREUX

Intoxications diverses. Maladies coloniales.

Après avoir étudié le rhumatisme et son traitement aux eaux d'Ax, nous allons consacrer un chapitre à montrer l'utilité, la nécessité de la médication sulfureuse dans le traitement normal de la *syphilis* et son application aux eaux d'Ax.

Posons d'abord ce principe, que la médication sulfureuse n'est pas antisyphilitique. Elle est très utile mais simplement à titre auxiliaire, ce qui ne veut pas dire accessoire du traitement spécifique. Comme le dit très bien le professeur Fournier, on n'a pas tout fait, quand on a prescrit du mercure et de l'iodure.

Dans la *syphilis*, il y a deux choses à considérer : la maladie et le malade, — variables tous deux — suivant la graine peut-être, suivant le terrain, à coup sûr. Quant au traitement, s'il a ses mérites, il a aussi ses inconvénients, qu'il ne faut pas plus exagérer que nier. Mais quels que soient les effets nuisibles du mercure, il faut en passer par lui et le talent du médecin consistera à faire tolérer par son malade, pendant une période assez prolongée, un dose de mercure suffisante : 1° pour guérir les accidents actuels, ce qui est peu ; 2° pour éteindre le virus autant que possible et stériliser le terrain, assez pour le rendre réfractaire aux accidents tertiaires, opprobre de la médecine et épée de Damoclès, toujours suspendue sur la tête des diathésiques. Le médecin honnête doit s'efforcer de faire autre chose que *blanchir* son malade.

L'art du médecin devra consister à saturer son malade de l'*unique* remède de la maladie, — le mercure — avec le minimum d'action nuisible pour l'organisme et le maximum d'effet utile contre le virus. Mieux que l'iodure, employé à tout propos et hors de propos, le traitement thermo-minéral sulfureux vient en aide au syphilitique, soit qu'il ait supporté vaillamment la mercurialisation indispensable, soit que, déjà fatigué par des doses encore insuffisantes, il ne puisse aller plus loin. Le mercure n'a d'effet que sur le virus, les sulfureux ont une action vraiment élective sur l'organisme mercurialisé. On peut dire de certains éléments de nos sources qu'ils sont la *pierre de touche* du mercure.

Le Dr Colomier de Toulouse et après lui Astrié, d'Ax, Filhol et Garrigou ont définitivement établi l'action chimique des sulfureux qui s'opère dans les tissus des mercurialisés. Les sulfures et surtout les sulfites et hyposulfites, pénétrant dans le liquide sanguin et la trame de nos organes, dissolvent les composés albumino mercuriels qui fixent les sels de mercure dans nos parenchymes. C'est grâce à cette dissolution que l'élimination du poison est rendue possible, facilitée encore qu'elle est, par la suractivité que le traitement thermal imprime aux sécrétions cutanées, urinaires et muqueuses.

L'utilité et la nécessité du traitement thermal sulfureux se déduit donc de cette action chimique immédiate qui se fait sentir beaucoup moins sur la maladie que sur le malade. Je ne parle pas pour le moment de l'action tonique et dépurative, obtenue aux eaux sulfureuses, très utile évidemment dans la maladie qui nous occupe, mais qui peut être obtenue ailleurs, dans les stations à minéralisations diverses.

C'est, nous le répétons, sur la fluidification des préparations mercurielles,sur la précieuse poussée éliminatrice, sur le mouvement de dedans en dehors, *exodique*, constaté depuis longtemps dans bien des stations d'eaux sulfureuses, c'est sur cet effet aussi évident que bien démontré par la clinique thermale et l'expérimentation que nous établissons non à titre banal, mais à titre constant, que la médication sulfureuse est l'antidote du mercure. On sait depuis longtemps qu'elle est celui de l'intoxication plombique. Elle l'est également de toutes les autres, professionnelles ou non, sans parler de ce que j'appellerai les intoxiqués coloniaux impaludiques, anémiques, infectés de toutes manières.

Et de fait, nous voyons tous les ans à Ax des rhumatisés doublés d'intoxiqués professionnels, peintres, photographes, miroitiers, feuillagistes, tourneurs en cuivre, ouvriers de manufacture de tabac etc. Ils guérissent leurs douleurs, mais ils se lessivent également de l'intoxication professionnelle qui précède, provoque ou modifie la diathèse qui leur est échue naturellement en partage, et à laquelle se surajoute l'intoxication avec ses modalités diverses. Ax est aussi un rendez-vous de coloniaux, par ce fait que l'Ariège exporte beaucoup de ses enfants, dans toutes les latitudes. Ces Ariégeois arrivent en général hors de chez eux à des situations enviables qu'ils doivent à leur activité, à leur intelligence, à leur endurance, à ce que j'appellerais physiologiquement, leur *hypertension nerveuse* bien équilibrée par une circulation où *l'hypotension* est inconnue. Ils viennent puiser dans nos eaux un *remontement* salutaire et en outre atténuer les éléments morbides des diathèses héréditaires ou acquises ainsi que des infections spéciales aux colonies. C'est ainsi que nous avons eu à donner des soins à des clients venus d'Algérie, Tunisie, Égypte, Obock, Madagascar, Tonkin, Cambodge, Cochinchine, Philippines, Australie, République Argentine, Cote d'Ivoire, Dahomey, Guyane, Vénezuela etc. Nous pouvons affirmer que les résultats sont excellents. Vichy ne doit pas enlever aux Eaux des Pyrénées le monopole exclusif de l'élément colonial aujourd'hui si considérable en France.

Mais revenons à l'emploi de la médication sulfureuse aux syphilitiques. Un des côtés remarquables de la médication qu'il ne faut pas laisser dans l'ombre, c'est que tout en éliminant le poison, le soufre ravive la puissance médicatrice du mercure, et cette fois, sans le moindre dommage pour l'organisme. Lorsque, pratique que nous n'admettons qu'à titre exceptionnel, l'eau sulfureuse est administrée dans le même temps que le mercure, la salivation n'est pas observée, indice pour nous que le traitement est moins actif. Au contraire, le soufre peut provoquer la salivation, quand il est administré postérieurement au traitement mercuriel, quelquefois après un temps, qui paraît fantastique, de plus de dix-huit mois. Ce ptyalisme *redux*, est la meilleure preuve de la révification de l'action du mercure. On peut donc affirmer, sans crainte d'exagération, que la cure thermale purge le mercure immobilisé dans les tissus et, en même temps, équivaut à un nouveau traitement spécifique, grâce à cette mobilisation, de dedans en dehors, des molécules du métal à la fois poison et remède.

Le reproche que nous adressons à l'emploi simultané du soufre et du mercure, pratiqué en grand à Aix-la-Chapelle, surtout hypodermiquement, c'est que le mercure éliminé presque immédiatement, n'imprègne plus assez le malade, et n'influence plus assez la maladie. Aussi pensons-nous qu'il est bien préférable d'espacer les deux traitements. Ce serait là le véritable traitement par *extinction*, extinction de la maladie par le mercure et du mercure par le soufre Car ce qu'on obtient avec les eaux sulfureuses est un effet double. On guérit de l'hydrargyrisme et l'on fait cesser l'accoutumance, point essentiel.

Nous pensons en avoir assez dit pour laisser entrevoir les immenses avantages du lessivage sulfureux (1). Il permet de pousser aussi loin qu'il le faut la médication mercurielle, et rien ne peut la remplacer.

Si toutes les eaux sulfurées sodiques fortes suffisent à remplir l'indication que nous nous efforçons à mettre en lumière, il ne faut pas oublier que le principe le plus actif de ce genre de médication, c'est l'hyposulfite et le sulfite de soude. Bien que le sulfure de sodium passe dans le sang, à l'état de sulfite, nous pensons, avec Garrigou, qu'il est plus naturel d'utiliser celles qui renferment déjà, en plus grande proportion, le précieux agent de démercuralisation, ce qui indique quelles sont les tendances naturelles de l'eau dans ses transformations successives. Nous avons, assez souvent, dans cet ouvrage insisté sur les évolutions diverses des eaux sulfureuses, pour n'avoir pas à y revenir en ce moment. Un des caractères fondamentaux de plusieurs de nos sources, c'est justement ce transformisme particulier du sulfure en sulfite alcalin. Les chiffres suivants que nous empruntons au professeur Garrigou nous semblent démonstratifs. Si Luchon, avec ses sources *Bayen* et *Richard*, donne 0,0057, on trouve à notre *Grosse sulfureuse* près du double, 0,0104. *Olette* n'arrive qu'à 0,0070.

(1) Pour plus de détails consulter notre travail : *De l'emploi des Eaux sulfureuses dans le traitement normal de la syphilis.*

On exagère encore le chiffre de l'hyposulfite, en montant dans des réservoirs à air confiné l'eau de notre *Grosse sulfureuse.* Comme le chiffre du sulfure est de 0,0287, on voit que le chiffre des sulfites doit s'accroitre d'une manière très sensible. Si donc, comme le fait est acquis, la présence des sulfites donne au traitement sulfureux une supériorité réelle, dans le traitement du syphilitique *mercurialisé,* Ax doit, à très juste titre, revendiquer cet effet curateur et l'inscrire dans ses spécialisations, à côté de celle plus générale d'atténuer les intoxications et infections les plus diverses, ainsi que nous l'avons dit plus haut.

Si les syphilitiques doivent venir à Ax, et ils y viennent plus nombreux, d'année en année, nous devons réclamer aussi l'envoi, dans notre station, des enfants atteints d'hérédo-syphilis, qui sont, trop souvent, pris pour des scrofuleux. Notre expérience nous a appris tout le bien qu'ils peuvent retirer d'un traitement combiné ou successif par le mercure, les iodiques et le soufre. Certains enfants, soi disant scrofuleux,qui n'avaient retiré de la médication chlorurée sodique que des effets peu appréciables, ont été véritablement transformés par quelques doses de mercure et un traitement thermal sulfureux approprié aux états diathésiques constatés. Que les médecins envoient à Ax les syphilisés par droit de naissance en plus de ceux par droit de conquête, et comme l'écrivait Astrié à Guéneau de Mussy, ils rapporteront de bonnes nouvelles de nos sources.

BAINS DOUX SERPENTINÉS ET HYPOSULFITÉS. BAINS ALCALINS. DOUCHES TIVOLI.

Nous allons étudier maintenant les bains des galeries supérieures de l'établissement *Modèle*. Les trois sections de bains qui se trouvent dans les galeries d'Apollon et de la Paix, constituent d'une façon générale des bains doux, avec quelques nuances. L'eau refroidie est pour tous les cabinets de cet étage, fournie par la *Grosse sulfureuse,* montée au grenier et refroidie dans des bacs, à air confiné, où l'eau acquiert une *crase* particulière sur laquelle nous avons insisté plus haut. L'unique différence est constituée par l'eau thermale. Le bain hyposulfité est alimenté, comme eau chaude, également par la *Grosse sulfureuse* telle quelle. L'eau chaude du bain *doux serpentiné* est fournie par l'eau complètement désulfurée de la source du *Foulon* et la froide comme le précédent.

Le bain *Alcalin* est constitué par l'eau de la *Source alcaline.* Cette source très abondante, sort de l'angle du pont du Breilh, est reçue dans un réservoir, voisin de celui de la *Grosse sulfureuse,* et de là, elle est refoulée, comme les autres, par une pompe puissante, actionnée par le moteur hydraulique dont nous avons déjà parlé.

Ces eaux alcalines diverses, sont certainement des filons, plus ou moins divergents, issus des sources mères qui donnent les *Rossignols,* les

Canons, la *Grosse Sulfureuse*. Comme cette dernière, elles proviennent du groupe central, de la base méridionale de ce monticule, dont la déclivité assez abrupte vient mourir dans la rue du Coustou.

Nous répèterons que c'est à propos de ces filons d'eaux thermales que le Dr Garrigou a fait une observation des plus intéressantes. Le granit forme le fond des vallées de l'Ascou et de l'Orlu et se trouve recouvert par des masses d'alluvions et de détritus glaciaires. Les sources naissent tout autour d'une crète granitique qui se relève en soc de charrue dans la direction du Nord, vestige des niveaux primitifs. Elles traversent les dépôts adventifs sans s'y perdre, faisant elles-mêmes les frais de leur propre canalisation, de leur propre captage. Très siliceuses, elles abandonnent soit leur excès de silice, soit une partie de celle combinée aux *bases*. Cette silice forme à la longue une sorte de ciment qui, englobant tous les éléments hétérogènes des dépôts, finit par former un poudingue aussi dur que le granit, tout en maintenant un canal d'ascension qui permet à l'eau minérale d'arriver à la surface du conglomérat. Ces dépôts siliceux sont en somme, sous une autre forme, l'analogue des concrétions calcaires qui se produisent encore sous nos yeux, aux sources *pétrifiantes* d'Auvergne et que l'on retrouve d'ailleurs partout et plus ou moins anciens sous le nom de *travertins*.

A leur sortie du terrain de *tapp*, les sources

subissent définitivement les lois de la pesanteur. En prenant les eaux à l'extrémité du trajet ascendant, directement sur ce poudingue durci connu sous le nom de *tapp,* on les capte comme sur la roche en place et on les fait monter dans leur bassin de captage jusqu'à un certain niveau, ainsi que nous l'avons montré pour le bain *Viguerie.*

Les eaux alcalines désulfurées du *Modèle,* comme celles du *Breilh,* moins chaudes et moins siliceuses, sont évidemment des filons détachés des sources sulfureuses centrales. Mais ainsi que nous l'avons montré pour le *Couloubret,* elles ont rencontré dans leur route, à travers des alluvions non durcies, des filons adventices d'eaux, présentant une constitution chimique particulière en même temps qu'une thermalité bien moindre. Le milieu nouveau dans lequel elles cheminent à leur sortie du granit active aussi leur décomposition. Il se produit ici le contraire de ce qui se passe pour les eaux sulfurées calciques, dont Enghien est le type. Fontan a montré parfaitement le processus distinctif de la genèse des eaux *sulfurées sodiques* et *sulfurées calciques.* Dans les Pyrénées, les sulfurées sodiques émergent des roches éruptives ou des terrains cristallophylliens. Leur caractère est d'être thermales et hyperthermales, faiblement minéralisées, ne contenant que très peu de bases calciques ou magnésiennes, dégageant quelquefois de l'azote (Cauterets et Ax) et à peine de gaz carbonique, renfermant plus ou moins de la matière organique.

Les sulfurées calciques, proviennent au contraire des terrains secondaires ou tertiaires. Elles renferment plus de chlorures, avec des bases calciques et surtout magnésiennes. Elles dégagent de l'acide carbonique au lieu d'azote. Enfin, elles sont froides le plus souvent ou d'une thermalité peu élevée. Mais le côté le plus curieux de leur genèse, c'est que, parties de la nappe profonde simplement sulfatées calciques, *séléniteuses*, comme on disait autrefois, c'est en traversant des couches alluvionnaires chargées de matières organiques et surtout de tourbes, qu'elles arrivent sulfurées à la surface du sol.

C'est l'hydrogène et le carbone de la matière organique tourbeuse qui est le *primum movens* de cette transmutation curieuse. Ces principes attirent à eux l'oxygène du sulfate pour former le gaz carbonique et l'eau et voilà le sulfate passé sulfure. Une partie du sulfate se combinant avec l'acide carbonique vient constituer un carbonate et le soufre disponible est repris par l'hydrogène pour faire le gaz sulfhydrique. Car il ne faut pas oublier que les eaux sulfurées calciques sont, avant tout, des sulfhydriquées.

A Ax, comme ailleurs, l'eau sulfureuse, quittant le granit pour entrer dans les couches d'alluvions, se désulfure au contraire, pour donner ce que j'appellerai les sous-produits du soufre. La décompression, l'abaissement de température dans un milieu meilleur conducteur du calorique, la pénétration de l'air, la rencontre des filons d'eaux froides, suffisent pour provoquer l'altération du monosulfure sodique dont l'altérabilité est le défaut et aussi la qualité. Rencontrant l'oxygène l'hydrogène et le gaz carbonique, une série de réactions intervient, dont les plus importantes sont d'une part, les transformations du monosulfure en hydrogène sulfuré et soufre, en acide hyposulfureux, sulfureux et sulfurique, et, d'autre part le sodium se trouve changé en soude, grâce à l'oxygène. Secondairement, par suite de la présence de la silice et de l'acide carbonique, la soude contribue à la formation de carbonates et de silicates alcalins et la soude disponible, reprise par les métamorphoses successives du principe sulfureux, fournit à de nouvelles analyses, et suivant le degré plus ou moins avancé d'altération, de l'hyposulfite, du sulfite ou du sulfate. Tel est le double cycle des transformations successives des sulfatées en sulfurées calciques et des sulfurées, en sulfitées et sulfatées.

Ces dernières sont dites sulfurées *dégénérées* ou *alcalines.* Si elles ont perdu leurs qualités primordiales d'eaux sulfureuses, elles ont acquis des propriétés médicinales, nouvelles et différentes. Leur mode d'action est en opposition complète avec les eaux mères sulfureuses. Grâce à ce défaut originel de captage, qu'il n'y a pas lieu de regretter ainsi que nous l'avons déjà dit pour le *Couloubret,* les applications thérapeutiques se trouvent singulièrement multipliées. Si l'on veut nous permettre de nous servir d'une expression qui n'a rien de scientifique, nous dirons qu'à Ax, avec le même bouillon nous pouvons servir des soupes bien différentes.

L'eau sulfureuse d'Ax tire évidemment son origine d'une masse unique, provenant d'une nappe souterraine profonde, mais elle arrive au niveau du sol par des conduites diverses. C'est dans ces modes multiples d'adduction que, traversant des couches différentes, dans des conditions d'isolement et de volume très variables, la *crase originelle* se modifie et les qualités naturelles se transforment. Ainsi s'est constituée toute une gamme d'eaux thermo minérales, dont la clinique a, peu à peu, cherché et trouvé les applications successives et dont elle a parfaitement déterminé les indications thérapeutiques, avant même que la chimie n'ait pu déterminer les différences survenues dans l'agrégat minéralisateur. Les recherches chimiques, malgré les immenses progrès accomplis, présentent bien des difficultés, bien des incertitudes et sont bien loin de donner encore le mot de l'énigme. Je n'en veux pas d'autre preuve que ceci, bien judicieusement observé, des effets similaires obtenus avec des sources minérales de compositions différentes, et des effets opposés avec des eaux, pour ainsi dire, identiques, en apparence.

Si nous comparons maintenant les dernières analyses fournies par Willm, concernant la source *Alcaline* avec celles de la *Grande sulfureuse*, nous trouvons simplement ceci, une sulfuration moindre, indiquée par le chiffre 0,011 au lieu 0,028 et une alcalinité plus forte due aux carbonates, 0,045 au lieu de 0,034. Ces différences d'ordre chimique ne sont nullement en rapport avec les différences d'effets produits, et d'action thérapeutique. A vrai dire, l'*Acaline* du *Modèle* est plutôt une sulfuro alcaline, dont la sulfuration en train de disparaître, peut compter comme quantité négligeable.

DOUCHES TIVOLI

En même temps que les bains alcalins, la source *Alcaline* alimente 9 douches dites Tivoli, c'est à-dire à faible pression. Au besoin, la source du *Foulon* plus abondante et plus chaude, peut la suppléer ainsi que la *Grande sulfureuse*.

Pendant la saison, on peut dire que ces bains ou douches, pris séparément ou successivement, ne chôment guère durant tout le jour, d'autant que le service des malades hospitalisés se fait aux heures où le monde des baigneurs dort encore, mange ou digère. Les membres endoloris, les jointures empatées par des liquides ou des exsudats, raidies par l'ankylose, les rhumatismes musculaires, ou tendineux , s'y donnent en foule rendez-vous, et viennent demander aux douches Tivoli, plus ou moins hyperthermales, plus ou moins prolongées, un soulagement presque toujours obtenu et qui sera complété ensuite par les grandes douches et d'autres bains plus actifs.

au besoin par les étuves et le massage. Les boissons chaudes alcalines, dont l'Etablissement *Modéle* offre aux baigneurs deux intéressants spécimens, complètent le traitement en activant les fonctions de la peau et celles du rein.

Tantôt le bain tempéré précède, tantôt il suit la douche hyperthermale, modérant l'excitation ou y préparant. Si l'on recherche un effet résolutif, la douche sera administrée avant le bain. Si l'on veut, au contraire, obtenir une révulsion, le bain précèdera la douche et celle-ci sera prise, en général, à une température plus élevée sur des indications qui doivent être exactement fournies par le médecin, tant au point de vue de l'administration générale que de la durée et du degré auquel l'eau doit être portée. Quelquefois, le médecin se contente d'ordonner la douche Tivoli seule et sans le bain. Dans d'autres circonstances l'étuve est prise avant tout ; l'on va ensuite à la grande ou à la petite douche, suivie ou non de massage, avec ou sans lit de repos. Dans la plupart des cas, la série des opérations est appuyée d'une copieuse ingestion d'eau alcaline chaude ou refroidie. Puis le malade va dans son lit, pour entretenir, une ou deux heures, le mouvement provoqué de diaphorèse et prendre un repos bien gagné. Il sort soigneusement emmitouflé pour regagner sa chambre ou bien si son impotence ou son impressionabilité à l'air le nécessite, il use de ce mode de véhicule aussi vieillot que commode, qu'on appelle chaise à porteurs. Nous conseillons aux malades de prendre leur premier repas du matin, lait, café au lait, chocolat ou potage, un moment avant d'aller subir une pareille série d'opérations. La légère stimulation imprimée à l'organisme par ces aliments légers est très favorable pour permettre de supporter le traitement sans fatigue et de plus, faciliter les réactions diverses qui s'en suivent. Ils sortiront du bain ou de la douche avec un bien être qui leur serait inconnu sans cela. Ils n'en déjeuneront que mieux ensuite. J'insiste depuis longtemps sur l'utilité aux eaux d'une certaine suralimentation, à la condition expresse d'une surveillance méthodique du fonctionnement des voies digestives.

Les bains Alcalins du Modèle peuvent être également utilisés dans le traitement des dermatoses, susceptibles d'être améliorées par une cure thermale, mais ils sont beaucoup moins employés que leurs voisins les bains *désulfurés* sur lesquels nous nous sommes suffisamment étendu. Ceux ci, en effet, sont beaucoup plus riches en hyposulfites, silicates et carbonates et même en matière organique. Les *Bains Fort* peuvent même, successivement, être ordonnés.

A Ax, on peut dire qu'on a l'embarras du choix et l'abondance des richesses.

GRANDES DOUCHES. ÉTUVES

Nous ne serions pas complets, si nous ne mentionnions pas que l'établissement *Modèle* possède quatre salles de grandes douches avec dix à douze mètres de pression.

C'est la *Grosse source sulfureuse* qui suffit encore à l'énorme débit des douches. Une des salles de douches du *Modèle* est plus grande que les autres ; complètement revêtue de céramique, c'est une des plus belles et des plus suivies de la station. On lui a donné le nom de l'honorable docteur Noguès, professeur honoraire à la Faculté de médecine de Toulouse, et qui s'est, comme tant d'autres médecins toulousains : Viguerie, Filhol, Garrigou, etc., intéressé à une station qui n'attend que du ciel aide et protection.

A coté de l'endroit même où les sources hyperthermales du *Modèle,* pénètrent dans l'établissement, ont été aménagées les étuves *humides* alimentées par les vapeurs des eaux minérales. On comprend que la déperdition de calorique a été réduite ainsi au minimum et comme la *Grosse sulfureuse* n'a pas moins de 69°5, que son abondance n'est pas moindre de 204 000 litres, l'étuve *partielle*, en caisse, comme l'étuve Russe à gradins ne risque pas de manquer de calorique. La température de ces milieux a indications spéciales peut varier de 42° à 45°. Tout à coté des étuves, si l'on ne passe pas à la douche, on peut achever la sudation dans des lits de repos et subir également une séance de massage. Peut-être devrait-on rapprocher un peu plus une salle de douches ou installer une piscine froide pour parer à toutes les variétés d'indications, voire même à tous les caprices ?

BUVETTES

Les buvettes du *Modèle* complètent très bien la cure thermale poursuivie dans l'établissement. Une buvette des plus suivies, franchement sulfureuse, celle des *Abeilles*, remplit toutes les indications de la médication sulfureuse en boisson, gargarisme et irrigation. Ses applications sont à peu près les mêmes que celles de la *Petite sulfureuse*, dont nous avons longuement parlé, et que celles du *Coustou* et de *Saint-Roch*. Sa sulfuration se rapproche beaucoup de celle de la *Raillère*, 0,0196 au lieu de 0,0177, mais, ne refermant que des traces d'hyposulfite, elle n'est pas indigeste, comme la célèbre buvette de Cauterets.

Elle est un peu plus excitante que l'eau du *Coustou* ou celle de la *Petite sulfureuse*, mais moins que celle de *Saint-Roch*.

La source alcaline du *Modèle* fournit deux buvettes, dont l'une est refroidie. Cette dernière est parfaitement appropriée à l'usage des congestifs qui viennent de se doucher. Elle convient très bien aux goutteux. Ax est peut-être la seule des stations d'eaux sulfureuses où les goutteux peuvent, sans crainte, venir atténuer leur diathèse et, en même temps, guérir les localisations accidentelles qui réclament momentanément un traitement sulfureux. L'eau alcaline chaude ou refroidie, favorise le mouvement d'élimination vers la peau et les reins. Un filon d'eau thermale à côté duquel on a trouvé un chapelet, a reçu le nom de cet objet de piété. C'est très probablement un filon divergeant de la *Grosse sulfureuse*, modifié par le procédé des mélanges dont nous avons, plus haut, indiqué le procédé. D'une thermalité assez élevée, 47°, sa composition intermédiaire, sulfuro-alcaline, rappelle celle du *Mystère* du Couloubret, avec des qualités dépuratives analogues. La dernière, moins employée, provient de la *Grosse sulfureuse* serpentinée. On l'appelle buvette *Ourgaud*, nom bien connu d'un ancien médecin de Pamiers. Hyposulfitée, elle corrige les effets nuisibles de la médication hydrargyrique, en provoquant l'élimination de Hg. Cette eau, très précieuse en bains et boisson, agit plus sur le malade et le remède que sur la maladie spécifique elle même. Les sulfites, ainsi que nous l'avons déjà expliqué d'autre part dans un précédent chapitre, sont la vraie pierre de touche du mercure. L'éliminant complètement de l'organisme, il permet de supporter sans danger de nouveaux traitements qui guériront les accidents présents et garantiront l'avenir, en préservant, autant que possible, du tertiarisme, but constant de nos efforts. Cette buvette, la plus sulfitée des Pyrénées, présente les mêmes avantages que l'eau *Bleue*, du *Mystère* ou de *Longchamp*. La buvette *Ourgaud* est sensiblement plus indigeste que les précédentes parce qu'elle renferme des proportions plus grandes d'hyposulfites, mais elle a certainement une action encore plus dépurative. C'est le revers de la médaille de l'action bienfaisante de l'hyposulfite. L'eau *Bleue* a l'avantage, grâce à ses principes calciques, d'être bien mieux supportée.

APPENDICE

De quelques sources sanitaires coulant sur la voie publique et utilisées par les baigneurs. — Du bain de piscine. — Exportation des Eaux.

Nous ne serions pas complet si nous ne parlions de quelques sources coulant sur la voie publique et utilisées, plus ou moins, par les malades. La première, par l'usage et même par l'abus, est l'eau du *Coustou,* si appréciée par d'innombrables buveurs. D'une température très favorable à 39°, renfermant 0,0173 de monosulfure de sodium, c'est une buvette qui suffirait à elle seule à une station thermale, si nous n'avions pas à Ax un véritable embarras de richesses. L'eau du *Coustou* est la sœur cadette de la *Petite sulfureuse* et elle offre les mêmes indications. Il est vraiment malheureux qu'elle soit à la disposition de tous et que la propriété en soit contestée à plusieurs. Car, insuffisamment captée, elle n'est pas à l'abri des infiltrations pluviales qui peuvent affaiblir ses qualités, ce qui serait peu, mais risquent encore de l'adultérer, d'autant que la thermalité et l'agrégat minéralisateur en font un excellent bouillon de culture pour bien des germes pathogènes ou non pathogènes. Dans la rue d'Encaralbou, la source des *Neiges,* à 38°, se rapproche beaucoup de la précédente.

Dans l'angle Sud-Ouest du bassin des *Ladres* coule une source dite des *Yeux,* employée comme collyre. Cette eau présente simplement la qualité d'être thermale, ce qui est quelque chose, et d'être aseptique, ce qui est encore plus. Elle est très appréciée des femmes atteintes d'affections utérines les plus diverses. Elles l'emploient, à domicile, en irrigations locales. Les suivantes, dont nous allons parler, même ramenées à température maniable, sont, au contraire, mal supportées par la grande majorité des *utérines.* Elles doivent leurs propriétés irritantes bien plus à l'absence de principes barégineux qu'à leur sulfuration et peut être aussi à l'existence d'une certaine quantité de soude caustique, admise par Longchamp. Cette soude caustique apparaîtrait à mesure que le monosulfure préexistant se décomposerait, donnant lieu à un dégagement d'hydrogène sulfuré et de sulfhydrate, avec excès de soude caustique à l'état *momentané* de liberté.

Ces sources sulfureuses fortes, hyperthermales qui s'épanchent librement dans la rue, dans ce point central du Breilh d'où proviennent les eaux minérales qui alimentent les établissements *Sicre* et *Modèle,* sont les *Canons* et les *Rossignols.* Leur température n'est pas moindre de 76° et monte même à 77° 6. La fontaine géminée des *Canons,* à 76°, est employée à tremper des soupes à l'ail essentiellement *pepsinogènes* et à préparer des pédiluves à 45° et au-dessus, pour certains bronchiteux qui en retirent beaucoup de bien-être, par la révulsion provoquée en plus de l'inhalation inévitable. Ces pédiluves s'administrent aussi avec l'eau du *Couzillou,* émissaire du *Rossignol inférieur.* Cette eau présente une température de 55° amplement suffisante. Toutes ces eaux, employées sur la place ou dans les maisons, fournissent aux applications les plus diverses, sans oublier celle de faire fondre les neiges.

En finissant, exprimons un desideratum qui finira par être comblé un jour, la création d'une piscine. C'est la seule chose qui manque à Ax. On n'a que l'embarras du choix pour l'alimenter. Comme le dit fort bien Durand-Fardel à propos des avantages de la piscine : « L'exercice est un moyen de multiplier singulièrement l'action du bain, qui est trop souvent négligé. Il peut être développé jusqu'à la gymnastique, soit par certains mouvements méthodiques, — actifs ou passifs — soit par la natation. Cela s'usite surtout dans les maladies articulaires, et peut être également utile dans un grand nombre d'états purement diathésiques. »

Enfin regrettons encore que l'exportation des Eaux d'Ax ne se fasse pas sur une plus grande échelle. Le professeur Garrigou a, depuis longtemps, démontré combien elles sont d'une remarquable conservation, quand elles sont bien embouteillées. Au bout de six mois de bouteille, la sulfuration a augmenté dans des proportions énormes. La *Petite sulfureuse* donne 0,054 au lieu de 0,0228, la source *Viguerie* donne 0,052 au lieu de 0,026. Nous pensons que l'eau des *Canons* serait préférable à tout autre pour l'exportation, à la condition de bien régler les temps divers de l'embouteillage et du bouchage. La source *Viguerie* présenterait également l'avantage énorme de pouvoir être chargée d'azote, comme on le fait avec le gaz carbonique, dans certaines stations.

TABLEAU DES SOURCES ALIMENTANT LE MODÈLE

NUMÉROS D'ORDRE.	DÉNOMINATION DES SOURCES.	SECTIONS ALIMENTÉES.	TEMPÉRATURE.	DÉBIT PAR 24 HEURES	PAR LITRE Sulfure de sodium.	PAR LITRE Alcalinité
1	Source du Foulon......	Hyposulfités. Serpentinés.	63° 2	105.900	0.0080	0.0509
2	Source alcaline........	Alcalins.	46° »	61.800	0.0114	0.0593
3	Grande Sulfureuse... .	Fort serpent. Grandes douches	69° 5	204.000	0.0287	0.0676
4	Abeilles..............		35° 2	14.800	0.0196	0.0617
5	Alcaline chaude........	Buvettes.	45° »	»	»	»
6	Alcaline froide.		22° »	9.000	»	»
7	Chapelet......		47° »	11.500	0.0122	»

ANALYSE CHIMIQUE DES SOURCES D'AX, PAR M. WILLM, 1886

	ÉTABLISSEMENT DU COULOUBRET				
	BAIN FORT	MYSTÈRE	PILHES	ROSSIGNOL SUPÉRIEUR	MONTMORENCY
	gr.	gr.	gr.	gr.	gr.
Acide carbon. des bicarbonates	0,0419	0,0446	0,0492	0,0378	0,0444
Acide carbonique libre......	»	»	0,0012	0,0030	»
Sulfure de sodium...........	0,0179	0,0183	0.0025	0,0012	»
Hyposulfite de sodium	0,0079	0,0060	0,0025	0,0095	»
Sulfate de sodium...........	0,0349	0,0319	0,0393	0,0274	0,0367
Sulfate de potassium........	0,0120		0,0089	0,009[illegible]	0,0071
Chlorure de sodium..........	0,0215	0,0234	0,0230	0,0208	0,0173
Carbonate de sodium..	0,0359	0,0406	0,0473	0,0373	0,0323
Carbonate de calcium	0,0135	0,0123	0,0117	0,0069	0,0183
Carbonate de magnésium.....	traces	traces	traces	0,0006	0,0015
Silicate de sodium...........	»	»	»	»	0,0101
Silice libre.	0,0852	0,0908	0,0766	0,0941	0,0405
Oxyde ferrique.............	traces	traces	traces	traces	traces
Matières organiques et non dos.	0,0140	0,0061	0,0122	0,0043	0,0196
Ammoniaque, iode, lithium...	traces	traces	traces	traces	traces
Borates et phosphates.......	»	»	»	»	»
Sulfarsenites...............	tr.faib	tr.faib	tr.faib	tr.faib	tr.faib (1)
Résidu de 1 litre séché à 180°:	0,2428	0,2294	0,2242	0,2316	0,1845
Résidu sulfaté d'après le group'	0,2643	0,2593	0,2384	0.2653	0,1930
Alcalinité après le groupement	0,0688	0,0726	0,0585	0,0691	0,0575
LES CARBONATES CI-DESSUS CORRESPONDENT AUX CARBONATES CI-DESSOUS					
Bicarbonate de sodium.......	0,0569	0,0644	0,0753	0,0591	0,0512
Bicarbonate de calcium.......	0,0194	0,0177	0,0168	0,0099	0,0266
Bicarbonate de magnésium...	traces	traces	traces	0,0009	0,0029

(1) Résidu très coloré.

ANALYSE CHIMIQUE DES SOURCES D'AX, PAR M. WILLM, 1886

	ÉTABLISSEMENT DU TEICH			
	VIGUERIE	JOLY	SAINT-ROCH A DROITE	EAU BLEUE
	gr.	gr.	gr.	gr.
Acide carbon. des bicarbonates	0,0369	0,8349	0,0407	0,0470
Acide carbonique libre.......		0,0056		
Sulfure de sodium...........	0,0226	0,0232	0,0174	0,0037
Hyposulfite de sodium.......	0.0070	0,0073	0,0095	0,0101
Sulfate de sodium..........	0,0250	0,0275	0,0360 (sulfates de sodium et de potassium réunis)	0,0473
Sulfate de potassium.........	0,0108	0,0091		0.0103
Chlorure de sodium...... ..	0,0222	0,0193	0,0222	0,024[illegible]
Carbonate de sodium	0,0358	0,0322	0,0419	0,0306
Carbonate de calcium.......	0,0070	0,0085	0,0075	0,0207
Carbonate de magnésium.....	0,0013	0,0006	traces	0,0031
Silicate de sodium...... ...	»	»	»	0,0051
Silice libre.................	0,0932	0,0931	8,0951	0,0851
Oxyde ferrique..............	traces	traces	traces	traces
Matières organiques et non dos.	0,0017	0,0055	0,0017	traces
Ammoniaque, iode, lithium...	traces	traces	traces	traces
Sulfarsenites................	tr.faib	tr.faib	tr.faib	tr.faib (1)
Résidu de 1 litre séché à 180°.	0,2268	0,2266	0.2312	0,2405
Résidu sulfaté d'après le groupt	0,2605	0,2585	0,2648	0,2702
Alcalinité après le groupement	0,0706	0,0677	0.0679	0,0610
LES CARBONATES CI-DESSUS CORRESPONDENT AUX CARBONATES CI-DESSOUS				
Bicarbonate de sodium.......	0,0567	0,0510	0,0663	0,0486
Bicarbonate de calcium.......	0,0101	0,0122	0,0108	0,0298
Bicarbonate de magnésium...	0.0019	0,0009	traces	0,0047

(1) Le résidu pesant 0 gr. 2398 était tout à fait incolore.

ANALYSE CHIMIQUE DES SOURCES D'AX, PAR M. WILLM, 1886

	ÉTABLISSEMENT DU BREILH			
	FILHOL	PETITE SULFUREUSE	FONTAN	LONGCHAMP
	gr.	gr.	gr.	gr.
Acide carbon. des bicarbonates	0,0384	8,0371	0,0428	0,0352
Acide carbonique libre.......	0,0025	8,0028	»	0,0078
Sulfure de sodium...........	0,0222	0,0228	8,0160	0,0199
Hyposulfite de sodium.......	0,0123	0,0056	0,0060	0,0080
Sulfate de sodium...........	0,0275	0,0155	0,0285	0,0332
Sulfate de potassium.........	0,0094	0,0083		0,0094
Chlorure de sodium..........	0,0252	0,0250	0,0226	0,0281
Carbonate de sodium.........	6,0332	0,0392	0,0446	0,0249
Carbonate de calcium..... ..	0,0108	0,0052	0,0073	0,0165
Carbonate de magnésium.....	0,0013	traces	traces	traces
Silice libre................	0,0954	0,0945	0,0930	0,0924
Oxyde ferrique	traces	traces	traces	traces
Matières organiques et non dos.	0,0182	0,0197	0,0095	0,0128
Ammoniaque, iode, lithium...	traces	traces	traces	traces
Sulfarsenites................	tr.faib	tr.faib	tr.faib	tr.faib
Résidu de 1 litre séché à 180°.	0,2562	0,2358	0,2275	0,2452
Résidu sulfaté d'après le group'	0,2815	0,2548	0,2544	0,2683
Alcalinité après le groupement	0,0708	0,0701	0,0685	0,0643
LES CARBONATES CI-DESSUS CORRESPONDENT AUX CARBONATES CI-DESSOUS				
Bicarbonate de sodium.......	0,0526	0,0621	0,0707	0,0395
Bicarbonate de calcium......	0,0156	0,0075	0,0105	0,0217
Bicarbonate de magnésium...	0,0020	traces	traces	traces

ANALYSE CHIMIQUE DES SOURCES D'AX, PAR M. WILLM, 1886

	ÉTABLISSEMENT MODÈLE		
	ALCALINE	GRANDE SULFUREUSE	ABEILLES
	gr.	gr.	gr
Acide carbon. des bicarbonates	0,0407	0,0283	0,0327
Acide carbonique libre......	0,0019	0,0093	0,0073
Sulfure de sodium	0,0114	0,0261	0,8196
Hyposulfite de sodium.......	0,0094	0,0104	0,0066
Sulfate de sodium...........	0,0305	0,0374	9,0373
Sulfate de potassium.........	0,0087	0,0121	0,0111
Chlorure de sodium..........	0,0224	0,0200	0,0224
Carbonate de sodium........	0,0365	0,0219	0,0241
Carbonate de calcium..	0,0105	0,0115	0,0137
Carbonate de magnésium.....	0,0012	traces	0,0011
Silice libre..................	0,0833	0,0836	0,0870
Oxyde ferrique.............	traces	traces	traces
Matières organiques et non dos.	0,0034	0,0082	0,0098
Ammoniaque, iode, lithium...	traces	traces	traces
Sulfarsenites...............	tr.faib	tr.faib	tr.faib
Résidu de 1 litre séché à 180°	0,2176	0,2312	0,2327
Résidu sulfaté d'après le group^t	0,2438	0,2592	0,2560
Alcalinité après le groupement	0,0595	0,0653	0,0604
LES CARBONATES CI-DESSUS CORRESPONDENT AUX CARBONATES CI-DESSOUS			
Bicarbonate de sodium.......	0,0486	0,0347	0,0382
Bicarbonate de calcium......	0,0151	0,0166	0.0197
Bicarbonate de magnésium...	0.0018	traces	0,0017

TABLE DES MATIÈRES

LE BREILH

(1) Ce chapitre de Médecine thermale a été lu au Congrès International d'hydrologie de Clermont-Ferrand (Octobre 1896).

LE MODÈLE

TABLE DES GRAVURES

Foix, imprimerie GADRAT AINÉ.

DU MÊME AUTEUR

Des kystes du vagin, 1872.

Les injections sous-cutanées d'eau distillée ou d'eau pure. *Union médicale*, 1875.

AFFAIRE FRANÇOIS TOULZA, DIT RAPALA. **Réfutation des rapports affirmatifs du Dr Bergeron.** O. Doin, 1877.

Salicylate de soude dans la chorée. *Bulletin de thérapeutique*, 1879.

Constitution médicale de l'arrondissement de Foix, Passim. *Moniteur de la polyclinique*, 1881, 1884.

Moyen simple d'arrêter le hoquet. *Bulletin de thérapeutique*, 1888.

La grotte du Mas-d'Azil et l'industrie préhistorique. Foix, 1888.

Pansements et antisepsie. Conférence faite à l'Association des Dames françaises. Foix, 1888.

De la Chorée et de son traitement. O. Doin, 1890.

De l'emploi des Eaux Sulfureuses dans le traitement normal de la Syphilis. Paris, Société d'éditions scientifiques, 1893. (Récompensé par l'Académie de Médecine).

Aperçu synthétique sur la station d'Ax, son outillage thermal, ses applications thérapeutiques (Archives générales d'hydrologie. 1897).

La fièvre thermale, mémoire lu au Congrès international d'Hydrologie de Clermont-Ferrand (1897).

De l'hydrothérapie et particulièrement de l'hydrothérapie pratiquée dans les stations thermales. *Ax-Thermal* (1896-1897).

www.ingramcontent.com/pod-product-compliance
Ingram Content Group UK Ltd.
Pitfield, Milton Keynes, MK11 3LW, UK
UKHW051020210726
13857UKWH00006B/612

9 782012 875814